U0384349

杨小广　黄友静◆主审

陈　芍　胡显良　林　琳◆主编

老年照护
常用技术

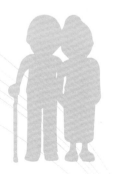

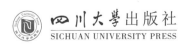
四川大学出版社
SICHUAN UNIVERSITY PRESS

图书在版编目（CIP）数据

老年照护常用技术／陈芍，胡显良，林琳主编．—
成都：四川大学出版社，2023.5（2024.4 重印）
（老年健康系列丛书）
ISBN 978-7-5690-6143-7

Ⅰ．①老… Ⅱ．①陈… ②胡… ③林… Ⅲ．①老年人
－护理学 Ⅳ．① R473.59

中国国家版本馆 CIP 数据核字（2023）第 092586 号

书　　　名：老年照护常用技术
　　　　　　Laonian Zhaohu Changyong Jishu
主　　　编：陈　芍　胡显良　林　琳
丛 书 名：老年健康系列丛书

选题策划：周　艳
责任编辑：周　艳
责任校对：倪德君
装帧设计：墨创文化
责任印制：王　炜

出版发行：四川大学出版社有限责任公司
　　　　　地址：成都市一环路南一段 24 号（610065）
　　　　　电话：（028）85408311（发行部）、85400276（总编室）
　　　　　电子邮箱：scupress@vip.163.com
　　　　　网址：https://press.scu.edu.cn
印前制作：成都墨之创文化传播有限公司
印刷装订：四川盛图彩色印刷有限公司

成品尺寸：148 mm×210 mm
印　　张：6
字　　数：145 千字

版　　次：2023 年 6 月 第 1 版
印　　次：2024 年 4 月 第 2 次印刷
定　　价：68.00 元

本社图书如有印装质量问题，请联系发行部调换

扫码获取数字资源

四川大学出版社
微信公众号

编委会

党的二十大报告明确提出"实施积极应对人口老龄化国家战略，发展养老事业和养老产业，优化孤寡老人服务，推动实现全体老年人享有基本养老服务"。根据相关统计，我国现有失能和半失能老人超过3000万人，其照护需求明显高于全人群平均水平，对专业老年照护服务的需求已然成为刚需；而随着我国人口老龄化进程的不断加深，专业老年照护服务的需求度必将持续上升。

《老年照护常用技术》由成都市卫生健康委员会牵头，成都市第八人民医院组织专家编写完成。本书精准对接老人特别是失能、半失能老人医疗照护服务需求，以老年照护常用技术为线索，内容涵盖老年疾病基础照护技能、常见疾病及老年综合征特殊照护技能、老年安宁照护、老年居家安全照护四大方面，对老人医疗照护服务中的常用技术做了详尽的介绍，有很强的操作性，可作为老年照护专业人员的培训教材。

成都市第八人民医院作为国家医养结合医师培训基地、四川省养老照护试点医院、四川省医养结合孵化基地、成都市老年服务示训中心，一直潜心于老年照护专业人才培养，在全国率先设置照护部，将护理员纳入医院规范管理，实现临床医疗、疾病护理、生活照料的有机融合，形成了照护评估、收费、服务和考核管理体系。期望本书的出版能够有助于提高老年人群健康水平和生活质量。同时，我们也将继续为营建全龄友好包容社会而努力！

陈芍

2023 年 4 月

目 录

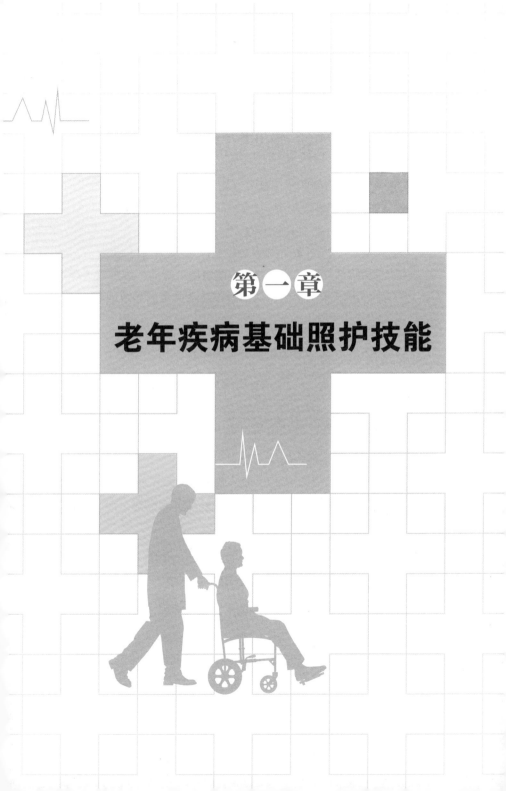

第一章

老年疾病基础照护技能

一、基础清洁

（一）洗脸

1. 照护目的

（1）清除脸部皮肤污垢，保持皮肤清洁、舒适，维护老人尊严。

（2）促进皮肤的血液循环，预防皮肤感染等并发症的发生。

2. 照护评估

（1）评估老人皮肤情况和生活自理能力。

（2）评估环境是否安静、安全、光线充足。

3. 照护准备

（1）照护者准备：着装整洁，洗手，剪指甲，戴口罩。

（2）环境准备：关闭门窗，调节室温至 24℃-26℃为宜。

（3）用物准备：大小毛巾（各1条）、洁面用品、脸盆（1个，盆内盛入40℃-45℃热水，2/3满）、护肤品、水壶等。

4. 操作流程

携用物至床旁→向老人解释，取得配合→观察老人面部情况→协助老人取适宜体位→用手背测试水温。

（1）对能自行洗脸老人：协助老人坐稳，在其胸前围上大毛巾→将小毛巾浸湿后拧干递给老人→老人自行湿润面部→协助老人涂抹洁面用品，清洗干净→老人用小毛巾擦干面部→协助老人涂抹适量护肤品→撤下大毛巾→协助老人取舒适卧位，整理床单元，清理用物→向老人告知注意事项→洗手。

（2）对失能老人：将大毛巾垫于老人的胸前和下颌之间→将小毛巾浸湿后拧干，十字对折成四层，包绕右手（图1-1-1），用毛巾擦拭老人双眼（避免用香皂）→清洗小毛巾后，用毛巾包绕右手，涂抹洁面用

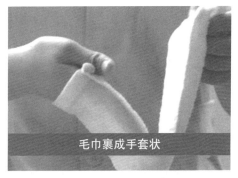

毛巾裹成手套状

图 1-1-1 毛巾包裹法

品，左手托住老人头部，擦洗一侧的额部、颊部、鼻翼、人中、耳郭、耳后、下颌，直至颈部，同法擦另一侧→清洗小毛巾，拧干→擦干面部→涂抹适量的护肤品→撤下大毛巾→协助老人采取舒适卧位，整理床单元，清理用物→向老人告知注意事项→洗手。

5. 注意事项

（1）注意保暖，防止老人受凉。

（2）水温不可过高，以防烫伤。

（3）注意遵循节力、安全的原则。

（4）密切观察病情变化，注意与老人沟通。

（5）防止洁面用品误入眼睛，如不慎溅入眼内，立即用清水冲洗。

（二）洗头

1. 照护目的

（1）去除头皮屑和污物，保持头发的清洁和整齐，增加老人舒适感。

（2）按摩头皮，促进头部的血液循环。

（3）维护老人尊严，增加老人自信心。

2. 照护评估

（1）评估老人的病情、意识状态、自理能力、配合度、梳洗习惯，以及老人的头发和头部皮肤情况。

（2）评估环境是否安全，光线是否适宜，门窗是否关好，病室温湿度是否适宜。

3. 照护准备

（1）照护者准备：着装整洁，洗手，剪指甲，戴口罩。

（2）环境准备：环境整洁，光线充足，调节室温至24℃-26℃。

（3）用物准备：毛巾（2条）、洗头器（1个）、水壶（1个，备40℃-45℃温水）、棉球（1包）、纱布（1包）、护理垫、梳子、污物桶、吹风机、洗发液（必要时备护发素）、手消毒剂等。

4. 操作流程

携用物至床旁→向老人解释，取得配合→关闭门窗→调节室温→协助老人解便→去枕仰卧，铺护理垫，将洗头器放置于老人头下（图1-1-2）→将老人衣领向内反折，干毛巾围于老人颈部并固定好→连接洗头器管道→将棉球塞于老人双耳（图1-1-3），嘱其闭眼，用纱布覆盖双眼→梳理头发→用温水湿润头发，询问老人感受→均匀涂抹洗发液，由发际向脑后反复揉搓，指腹按摩头皮→温水冲洗（必要时涂抹护发素）→取眼部纱布及棉球，擦净面部→解开颈部毛巾，擦拭并包好头发→撤去洗头器→打开包头毛巾，用吹风机吹干头发，将头发梳理整齐→撤去毛巾→协助老人取舒适卧位→整理床单元→向老人告知注意事项→整理用物，打开门窗→洗手。

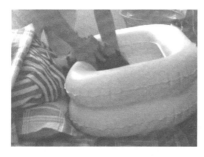
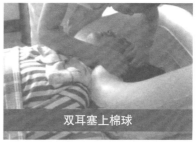

双耳塞上棉球

图 1-1-2　放置洗头器　　　　图 1-1-3　塞上棉球

5. 注意事项

（1）注意保暖，防止老人受凉。

（2）水温适宜。

（3）注意遵循节力、安全的原则。

（4）密切观察病情变化，注意与老人的沟通。

（5）防止洗发液误入耳内、眼内。

（三）口腔清洁

协助老人刷牙（含义齿清洁）。

1. 照护目的

（1）保持口腔的清洁、湿润，避免黏膜干裂，使老人舒服。

（2）清除口臭、口垢，增进食欲，预防口腔感染及并发症的发生。

2. 照护评估

评估老人口腔黏膜有无破损、溃疡及手术情况。

3. 照护准备

（1）照护者准备：着装整洁，洗手，戴口罩。

（2）环境准备：环境整洁，安静，温湿度适宜。

（3）用物准备：漱口杯、毛巾、接水容器等。

4. 操作流程

（1）棉签擦拭法。

物品：漱口水、电筒、棉签、毛巾、碗、弯盘、压舌板（或汤匙）、润唇油等。

携用物至床旁→向老人解释，取得配合→协助老人面向照护者，抬高老人头肩部，颌下、胸前铺毛巾→棉签蘸适量漱口水，照护者一手持电筒，另一手持压舌板（或汤匙）检查老人口腔情况→嘱老人咬合上下齿，擦拭左侧牙齿外侧面、右侧牙齿外侧面，依次擦洗牙齿左上内侧面、左上咬合面、左下内侧面、左下咬合面、左上内侧牙龈、左上外侧牙龈、左下内侧牙龈、左下外侧牙龈，弧形擦洗左侧颊部，同法擦洗右侧牙齿及颊部、上颚、舌面、舌下→检查口腔有无棉签遗落，用毛巾擦净口唇及面部，涂润唇油→协助老人取舒适卧位→整理用物→洗手。

（2）漱口法。

物品：毛巾、取水杯、吸管等。

携用物至床旁→向老人解释，取得配合→协助老人将头肩部抬高→颌下、胸前、枕旁铺毛巾，取水杯和吸管，嘱老人吸水，撤去吸管→嘱老人闭口鼓动颊部，将漱口水吐入容器内，用毛巾擦净口角→协助照护对象取舒适卧位→整理用物→洗手。

注意事项：

①漱口液在牙缝中流转，以冲洗食物残渣。

②老人有意识障碍时，不可采用漱口法，以免发生意外。

③棉签蘸水不可过多，以免水分流入气管引起呛咳。

④1根棉签只能使用1次。

⑤擦拭上颚及舌面时，不要触及咽部，以免引起老人恶心不适。

⑥若老人意识不清，不能配合，可使用压舌板（或汤匙）帮助老人张口，便于操作。

⑦擦洗时注意动作轻柔。

（3）义齿清洁法。

物品：水杯、牙刷、手套、小毛巾、洗牙液（或清水）。

携用物至床旁→向老人解释，取得配合→戴手套→取义齿，用牙刷清洗义齿，清洁后用小毛巾擦干→协助老人戴义齿→睡前清洗义齿并浸泡→整理用物→洗手。

注意事项：

①刷洗义齿的牙刷刷毛不可太硬，以免损伤义齿表面。

②将义齿各面刷洗干净。

③使用中的义齿应每日至少清洗两次。

（四）会阴清洁

1. 照护目的

（1）去除异味，预防和减少感染。

（2）防止皮肤破损，促进伤口愈合。

（3）增进舒适，指导患者清洁。

2. 照护评估

（1）评估老人会阴部皮肤有无破损、感染及手术情况。

（2）评估环境是否安静、安全，病室温度是否适宜。

3. 照护准备

（1）照护者准备：着装整洁，洗手，戴口罩。

（2）环境准备：关闭门窗，调节室温至 24℃-26℃，必要时用屏风遮挡。

（3）用物准备：护理垫、冲洗壶（内盛温水）、清洁的衣裤、手套、浴巾、毛巾（2条）、便盆等。

4. 操作流程

携用物至床旁→向老人解释，取得配合→将被尾向上折叠→协助老人脱下近侧裤腿盖于对侧→取仰卧屈膝位→将浴巾盖于近侧腿部→臀下垫护理垫→一手托起老人的臀部，将便盆放在臀下→戴手套→手持冲洗壶自上而下冲洗会阴→用毛巾由上至下、由内至外擦洗、擦干局部→撤去便盆和护理垫→脱手套→协助老人穿好裤子→整理用物→洗手。

5. 注意事项

（1）水温适宜，防止烫伤。

（2）注意保护隐私。

（3）注意保暖，床单浸湿及时更换。

（4）注意清洗顺序，避免交叉感染。

（五）皮肤清洁

1. 擦浴法

（1）照护目的。

①去除皮肤污垢，保持皮肤清洁，促进身心舒适，增进健康。

②促进皮肤血液循环，预防及减少感染和压力性损伤。

（2）照护评估。

①评估老人病情、意识、自理能力、心理状态、配合度。

②评估老人皮肤是否完整，有无感染等。

③评估环境是否安静、安全，病室温度是否适宜。

（3）照护准备。

①照护者准备：着装整洁，洗手，修剪指甲，戴口罩。

②环境准备：关闭门窗，调节室温至 24℃-26℃，准备 50℃-52℃热水待用，使用时为防止老人烫伤，水温宜保持在 40℃-45℃，也可按老人习惯调节。

③用物准备：脸盆（2 个）、毛巾（5 条）、浴巾（2 条）、污物桶（1 个）、温水、沐浴液、清洁衣裤、润肤露、污衣筐、防水垫、指甲刀等。

（4）操作流程。

携用物至床旁→向老人解释，取得配合→协助解便→关闭门窗，调节室温→盆内倒入温水至2/3满，用手背测试水温→将毛巾湿润，绕于右手，左手扶老人头部→依次洗眼部、额部、鼻部、面部、人中、耳后至下颌、颈部→更换温水、毛巾→协助老人脱去上衣，用浴巾盖住对侧身体→将浴巾垫于擦洗部位→擦洗近侧上肢，按由肩到手的顺序→将老人手臂外展，擦洗腋下→同法擦洗对侧→擦洗颈部、胸部、腹部（若是女性，擦净乳房下皮肤）→协助老人翻身侧卧，背向照护者，将浴巾铺于老人身下→左手固定老人肩部，右手持毛巾擦洗颈部、肩背部、腰部、骶尾部→取出浴巾→协助老人翻身平卧，更换清洁上衣→更换温水→协助老人褪去裤子，用浴巾盖住对侧身体→将浴巾垫于擦洗部位→擦洗近侧下肢，按由髋部到足背的顺序→同法擦洗对侧下肢→更换温水、毛巾→清洗会阴部→协助老人更换清洁裤子→床尾垫防水垫，将温水盆放于防水垫上→将老人双足浸泡于温水中，洗净双足、擦干［必要时修剪趾（指）甲］→协助老人取舒适卧位→整理用物，开窗通风→向老人告知注意事项→整理床单元→洗手。

（5）注意事项。

①注意房间温度，防止老人感冒。

②水温适宜，防止烫伤和受凉。

③脱衣先近侧，后远侧，如有外伤，先脱健侧，后脱患侧。

④穿衣先穿远侧，后穿近侧，或先穿患侧，后穿健侧。

2. 淋浴法

（1）照护目的。

①去除皮肤污垢，保持皮肤清洁，促进身心舒适，增进健康。

②促进皮肤血液循环，预防及减少皮肤感染和压力性损伤。

（2）照护评估。

①评估老人病情、意识、自理能力、心理状态、配合程度。

②评估老人皮肤是否完整、有无感染及沐浴习惯等。

③评估环境是否安静、安全，病室温度是否适宜。

（3）照护准备。

①照护者准备：着装整洁，洗手，修剪指甲，戴口罩。

②环境准备：关闭门窗，调节室温至24℃-26℃，水温保持在40℃-45℃，也可按老人习惯调节。

③用物准备：脸盆、毛巾、浴巾、洗澡椅、沐浴液、洗发液、清洁衣裤、拖鞋、手消毒剂等。

（4）操作流程。

携用物至床旁→向老人解释，取得配合→协助解便→关闭门窗，调节室温，浴室地面铺防滑垫→调节水温→根据老人身体状况，选择适宜方式将老人安置于洗澡椅上→协助老人脱去衣裤，嘱其双手握住扶手、闭眼→淋湿头发，涂抹洗发液，用指腹揉搓头发及按摩头皮，用温水冲洗干净→淋湿身体，由上至下涂抹沐浴液→用温水冲洗干净→为老人清洁面部→将老人面部及全身冲洗干净→关闭水源开关→用毛巾擦干老人面部及头发，用浴巾包裹并擦干老人身体→协助老人穿上清洁衣裤→将老人护送回床旁，梳理头发，需要时使用吹风机吹干头发→协助老人取舒适卧位→整理用物，开窗通风→向老人告知注意事项→洗手。

（5）注意事项。

①注意房间温度，防止老人感冒。

②水温适宜，防止烫伤。

③洗澡宜安排在老人进食后1小时进行。

④洗澡过程中观察老人的皮肤及身体状况。如有不适，立即停止，协助老人返回房间休息，注意观察病情变化。

⑤洗澡时间应控制在15分钟之内。

（六）仪表修饰

1. 剃须

（1）照护目的。

①维护老人尊严，增加老人自信心。

②增进老人舒适感。

（2）照护评估。

①评估老人下颌部皮肤情况。

②评估环境是否安静、安全，光线是否适宜。

（3）照护准备。

①照护者准备：着装整洁，洗手，戴口罩。

②环境准备：光线适宜，调节室温至24℃-26℃。

③用物准备：电动剃须刀、大小毛巾（各1条）、润肤油、手消毒剂等。

（4）操作流程。

携用物至床旁→向老人解释，取得配合→协助老人取舒适体位→在其下颌至胸前垫上毛巾→一手绷紧老人下颌皮肤，另一手打开电动剃须刀开关，按照从左到右、从上到下的顺序剃须→剃须完毕，用毛巾擦拭剃须部位，检查是否刮净、有无遗漏部位→必要时涂擦润肤油→协助老人采取舒适体位→整理物品→向老人告知注意事项→洗手。

（5）注意事项。

①动作轻柔，防止刮伤皮肤。

②胡须较硬时，宜在操作前用温热毛巾热敷5-10分钟。

③密切观察病情变化，注意与老人沟通。

2. 修剪指（趾）甲

（1）照护目的。

①防止指（趾）甲过长损伤皮肤。

②保持指（趾）甲清洁。

（2）照护评估。

①评估老人指（趾）甲颜色、长短及卫生情况。

②评估环境是否安静、安全，光线是否适宜。

（3）照护准备。

①照护者准备：着装整洁，洗手，戴口罩。

②环境准备：光线适宜。

③用物准备：纸巾、指甲刀等。

（4）操作流程。

携用物至床旁→向老人解释，取得配合→在老人指（趾）端铺纸巾→一手握住老人手指（足趾），另一手持指甲刀修剪→用指甲锉锉平指甲边缘→整理物品→协助老人取舒适体位→向老人告知注意事项→洗手。

（5）注意事项。

①指甲刀使用前后应消毒。

②修剪过程中避免损伤老人指（趾）甲旁皮肤。

③指（趾）甲较硬时，可用温热毛巾热敷 5 分钟或在洗浴后进行修剪。

④不配合老人不宜修剪指（趾）甲。

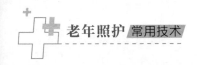
二、生活辅助

（一）协助进水

1. 照护目的
保证老人摄入足够水分。

2. 照护评估
评估老人的病情、生活自理能力、配合度，以及有无吞咽障碍等。

3. 照护准备
（1）照护者准备：着装整洁，洗手，戴口罩。

（2）环境准备：安静、整洁，光线适宜。

（3）用物准备：水杯、温开水、吸管（汤匙）、毛巾等。

4. 操作流程
携用物至床旁→向老人解释，取得配合→协助老人取坐位或半坐位（图1-2-1）→将少量水滴在掌侧腕部，测试水温，以感觉温热为宜→铺毛巾→每勺喂水（有吸吮能力的老人可用吸管饮水）宜取1/3-2/3汤匙，确定咽下后，再喂下一汤匙→用毛巾擦干老人口角水痕，饮水后保持原体位30分钟（图1-2-2）→整理用物→向老人告知注意事项→洗手。

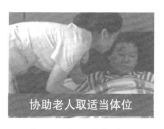

协助老人取适当体位

图 1-2-1　适当体位

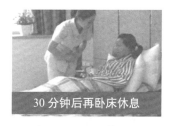

30 分钟后再卧床休息

图 1-2-2　保持体位

5. 注意事项

（1）水温适宜。

（2）进水时若发生呛咳等不适，应暂停操作，待平静后再喂水。

（3）密切观察老人病情变化。

（二）协助排泄

1. 协助大便

（1）照护目的。

协助老人大便，保持清洁，增进舒适感。

（2）照护评估。

①评估老人病情、大便情况、肛周皮肤情况等。

②评估环境是否安静、安全，病室温度是否适宜。

（3）照护准备。

①照护者准备：着装整洁，洗手，戴口罩，戴手套。

②环境准备：关闭门窗，调节室温至 24℃-26℃，必要时用屏风遮挡。

③用物准备：一次性手套、便盆、护理垫、卫生纸、温水、水盆、小毛巾、护臀膏等。

（4）操作流程。

携用物至床旁→向老人解释，取得配合→选择合适的方式排便。

①侧卧位协助排便法。

协助老人褪下裤子至膝部→协助老人侧卧→在老人腰臀部垫护理垫→将便盆窄口朝向足部置于老人臀下→协助老人翻转平卧，臀部位于便盆上。

②仰卧位协助排便法。

协助老人褪下裤子至膝部，两腿屈膝（肢体活动障碍者用软枕支托膝下）→一手扶托老人腰臀部→另一手在老人腰臀部下垫护理垫→将便盆窄口朝向足部置于臀下。

用护理垫遮盖下身，盖好盖被→排便完毕，一手扶稳便盆，一手协助老人侧卧，移除便盆→为老人擦净肛周皮肤（必要时，用温水清洗臀部及肛周皮肤，涂抹护臀膏）→移除护理垫→协助老人穿好裤子→倾倒污物，刷洗便盆，备用→脱手套，洗手→协助老人取舒适卧位→向老人告知注意事项→整理用物→洗手。

（5）注意事项。

①保护隐私。

②冬季注意保暖，防止老人受凉。

③遵循节力原则。

④观察大便有无异常。

2. 协助小便

（1）照护目的。

协助老人小便，保持清洁，增进舒适感。

（2）照护评估。

①评估老人病情、排便情况、会阴皮肤情况等。

②评估环境是否安静、安全，病室温度是否适宜。

（3）照护准备。

①照护者准备：着装整洁，洗手，戴口罩，戴手套。

②环境准备：关闭门窗，调节室温至 24℃-26℃，必要时用屏风遮挡。

③用物准备：尿壶、护理垫、卫生纸等。

（4）操作流程。

携用物至床旁→向老人解释，取得配合→关门窗，调室温→在老人臀下垫护理垫→男性老人取仰卧位或侧卧位（女性老人取仰卧屈膝位，双腿分开），放置尿壶→盖好盖被→排尿后揭开盖被，撤去尿壶，清洗会阴→移除护理垫→协助老人穿好裤子→清洗尿壶，备用→脱手套，洗手→协助老人取舒适卧位→向老人告知注意事项→整理用物→洗手。

（5）注意事项。

①保护隐私。

②冬季注意保暖，防止老人受凉。

③遵循节力原则。

④观察尿液性状、颜色、气味及量。

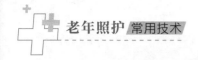

（三）协助使用外用药

1. 照护目的

协助老人使用外用药并观察用药后反应。

2. 照护评估

评估老人病情、心理状态、自理能力、配合度、用药部位局部情况等。

3. 照护准备

（1）照护者准备：着装整洁，洗手，戴口罩。

（2）环境准备：安静、整洁，光线明亮，温湿度适宜。

（3）用物准备：外用药物，必要时备纱布、胶布、棉签等。

4. 操作流程

携用物至床旁→向老人解释，取得配合→检查药物效期及用法→协助老人取合适体位→检查用药部位局部情况→打开药品包装→按要求使用外用药→协助老人取舒适体位→整理用物→洗手。

水剂药：垫护理垫→用棉签蘸取药液涂抹患处→待干。

软膏：用棉签将药膏涂于患处（如皮肤过度干燥，清理后再涂药）。

5. 注意事项

（1）观察用药后的局部情况，防止发热类膏药灼伤皮肤。

（2）外用药开包后阴凉、干燥保存，注意效期。

三、移动与安全

（一）上下楼梯

1. 照护目的

协助老人活动，防止关节废用性萎缩。

2. 照护评估

评估老人活动能力、心理状态、认知能力及配合度。

3. 照护准备

（1）照护者准备：着装整洁，洗手，戴口罩。

（2）环境准备：安全、宽敞，光线充足，楼梯有扶手，地面无积水。

（3）老人准备：穿着合适的衣裤，排空大小便。

4. 操作流程

向老人解释，取得配合→评估室外温度→评估拐杖性能→用健手持杖，重心移至患肢→上楼时先将拐杖立于上一级台阶→照护者位于老人的患侧，协助老人健足上一级台阶→患足跟上与健足并齐（下楼时先将拐杖置于下一级台阶→患足先下→健足后下）→训练后送老人回房，协助老人取舒适卧位→整理床单元→向老人交代注意事项。

5. 注意事项

（1）遵循节力、安全的原则。

（2）与老人沟通，密切观察其病情变化。

（3）根据老人的病情和功能障碍情况，有针对性地选择不同的训练方法，照护者必须陪同并给予老人正确的指导。

（4）上下楼梯训练原则为上楼时健足先上，患足后上；下楼时患足先下，健足后下。

（二）保护具

1. 床挡的使用

（1）照护目的。

防止老人发生坠床。

（2）照护评估。

①评估老人病情、意识、管路、生活自理能力、配合度等。

②评估床挡是否完好。

（3）照护准备。

照护者准备：着装整洁，洗手。

（4）操作流程。

向老人解释，取得配合→检查床挡→清理障碍物→将老人安置于床中间（图1-3-1）→检查管路是否妥善放置→整理床单元→拉起床挡→向老人告知注意事项→洗手。

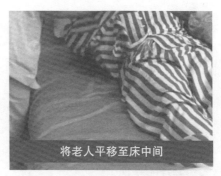

将老人平移至床中间

图1-3-1　将老人安置于床中间

（5）注意事项。

①遵循节力原则。

②告知老人不能随意放下床挡。

③定期检查床挡功能。

2. 约束带的使用

（1）照护目的。

①预防精神异常、躁动不安的老人发生自伤、坠床等。

②保证治疗、照护顺利进行。

（2）照护评估。

①评估老人病情、意识、管路、生活自理能力、配合度等。

②评估约束带是否完好。

（3）照护准备。

①照护者准备：着装整洁，洗手，戴口罩。

②用物准备：约束带（手腕式、手套式、带状），速干手消毒剂等。

（4）操作流程。

携用物至床旁→向老人解释，取得配合→协助老人取合适体位→根据老人情况选择适宜的约束带→妥善固定老人（手腕、手掌、躯干、肢体）→调节约束带的松紧度（图1-3-2）→询问老人感受→整理用物→洗手。

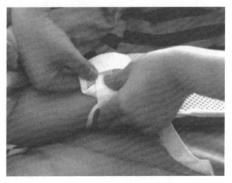

图1-3-2　松紧度调节

（5）注意事项。

①遵循节力、安全的原则。

②观察老人的精神状态及病情变化。

③约束部位需垫内衬，妥善固定，松紧以放入 1~2 指为宜。

④注意观察局部皮肤的血液循环情况，每 2 小时放松约束带 1次，放松时间为 15~30 分钟。

（三）运送

1. 轮椅转运

（1）照护目的。

协助活动受限的老人下床活动或检查、治疗等。

（2）照护评估。

①评估老人病情、活动能力、配合度及心理状态。

②评估轮椅的性能（图 1-3-3）。

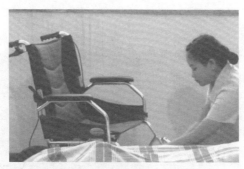

图 1-3-3　评估轮椅的性能

（3）照护准备。

①照护者准备：着装整洁，洗手，戴口罩。

第一章
老年疾病基础照护技能

②环境准备：安全、宽敞，地面无积水。

③用物准备：轮椅、毛毯、软枕、防滑鞋等。

（4）操作流程。

携用物至床旁→检查轮椅→向老人解释，取得配合→轮椅靠背与床尾平齐，面向床头30°-45°（图1-3-4），将车闸制动，翻起脚踏板（若无车闸，照护者

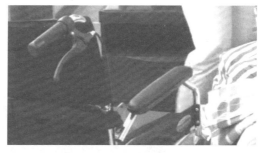

图 1-3-4　轮椅摆放角度

站于轮椅后固定轮椅）→协助老人从床上坐起，嘱老人双手撑于床面，双足垂于床缘，维持坐姿→协助老人穿衣、穿鞋袜→照护者双足分开站立，面对老人，嘱老人将双手置于照护者肩上，双手扣拉在一起→照护者用双手环抱老人腰部（图1-3-5），协助老人下床→协助老人转身→嘱老人用手扶住轮椅把手，坐于轮椅中→系好安全带→翻下脚踏板，协助老人将双足置于脚踏板上→铺毛毯于老人身上，上端围在老人颈部，别针固定，两侧围住老人双臂，用别针固定，再用余下部分围裹住老人上身、下肢及双足→将床铺成暂空床→松开车闸，推老人至目的地［推行过程中嘱老人扶好扶手，身体坐于中部向后靠稳，系好安全带，下坡应减速，嘱其不可前倾（图1-3-6）］→推轮椅至床尾成30°→固定轮椅→翻起脚踏板→同上轮椅方法将老人移至床上→协助老人取舒适体位→整理床单元→询问老人有无不适，告知注意事项→轮椅归位→洗手。

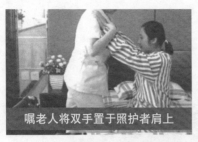
嘱老人将双手置于照护者肩上

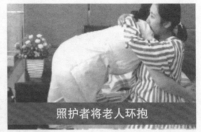
照护者将老人环抱

图 1-3-5 转运手法

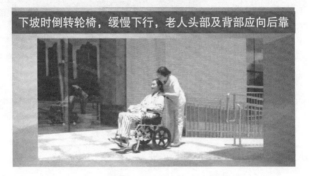
下坡时倒转轮椅，缓慢下行，老人头部及背部应向后靠

图 1-3-6 下坡

（5）注意事项。

①转运过程中确保老人安全。

②老人坐轮椅时间不宜太长，防止压力性损伤的发生。

③注意观察老人病情变化。

2. 平车运送

（1）照护目的。

护送不能行走的老人外出检查、治疗等。

（2）照护评估。

①评估老人病情、活动能力、配合度及心理状态。

②评估平车的性能。

（3）照护准备。

①照护者准备：着装整洁，洗手，戴口罩。

②环境准备：安全、宽敞。

③用物准备：平车、棉被或毛毯、护理垫等。

（4）操作流程。

携用物至床旁→向老人解释，取得配合→推平车至床旁，移开床旁桌椅→平车与床平行，大轮靠近床头，将制动闸制动，放下护栏→协助老人将上身、臀部、下肢依次向平车移动→协助老人在平车上躺好，用棉被或毛毯包裹老人，拉上护栏→铺暂空床→松开制动闸→推老人至目的地→下平车时应协助老人先移动下肢再移动上肢（其他同上平车法）→协助老人取舒适体位→告知注意事项→整理床单元→平车归位→洗手。

（5）注意事项。

①搬运时注意动作轻、稳、准确，确保安全、舒适。

②搬运过程中照护者宜站在老人头部，注意观察老人病情变化。

③推行中速度不宜过快，上下坡时老人头端宜在高处，防止头部充血引起不适。

④妥善固定管路，保持管路通畅。

3.搬运

（1）照护目的。

协助老人外出检查、治疗等。

（2）照护评估。

评估老人病情、活动能力、配合度及心理状态。

（3）照护准备。

①照护者准备：着装整洁，洗手，戴口罩。

②环境准备：安全、宽敞。

（4）操作流程。

①单人搬运法：适用于上肢活动自如，体重较轻的老人。

携用物至床旁→向老人解释，取得配合→掀开盖被→协助老人穿好衣裤→照护者一臂自老人近侧腋下伸入至对侧肩部，另一臂伸入老人臀下→老人双手交叉于照护者颈后→照护者抱起老人→稳步移动将老人运送至目的地→协助老人取舒适卧位→整理床单元及用物→向老人告知注意事项→洗手。

②二人搬运法：适用于不能活动，体重较重的老人。

携用物至床旁→向老人解释，取得配合→掀开盖被→协助老人穿好衣裤→照护者甲、乙二人站在老人同侧床旁，协助老人将上肢交叉于胸前→照护者甲一手伸至老人头颈肩下方，另一手伸至老人腰部下方→照护者乙一手伸至老人臀部下方，另一手伸至老人膝部下方→两人同时抬起老人缓慢移至目的地→协助老人取舒适卧位→整理床单元及用物→向老人告知注意事项→洗手。

③三人搬运法：适用于不能活动，体重较重的老人。

携用物至床旁→向老人解释，取得配合→掀开盖被→协助老人穿好衣裤→照护者甲、乙、丙三人站在老人同侧床旁，协助老人将上肢交叉于胸前→照护者甲双手托住老人头颈肩及胸部→照护者乙双手托住老人背腰臀部→照护者丙双手托住老人膝部及双足→三人同时抬起老人稳步移至目的地→协助老人取舒适卧位→整理床单元及用物→向老人告知注意事项→洗手。

④四人搬运法：适用于颈椎、腰椎骨折和病情较重的老人。

携用物至床旁→向老人解释，取得配合→掀开盖被→协助老人穿好衣裤→照护者甲、乙分别站于床头和床尾；照护者丙、丁分别站于病床的一侧→将中单放于老人腰臀部下方→照护者甲双手抬起老人头颈肩→照护者乙抬起老人的双足→照护者丙、丁分别抓住中单的四角→四人同时抬起老人稳步移至目的地→协助老人取舒适卧位→整理床单元及用物→向老人告知注意事项→洗手。

（5）注意事项。

①搬运时注意动作轻、稳、准确，确保安全、舒适。

②搬运过程中注意观察老人病情变化。

③遵循节力原则。

四、物理治疗

（一）热疗法

热疗法是利用高于人体温度的物质作用于体表皮肤，通过神经传导引起皮肤和内脏器官血管的舒张，从而改变机体各系统体液循环和新陈代谢，达到治疗目的的方法。

1. 照护目的

局部保暖、缓解疼痛、减轻深部组织充血、促进浅表炎症消散、促进伤口愈合、增进舒适感。

2. 照护评估

评估老人年龄、病情、意识、配合度、体温、治疗情况及局部皮肤状况。

3. 照护准备

（1）照护者准备：着装整洁，修剪指甲，洗手，戴口罩。

（2）环境准备：关闭门窗，调节室温至24℃-26℃。

（3）用物准备：热水袋、布套、水温计、毛巾、防水垫、凡士林、暖瓶、水盆等。

4. 操作流程

（1）热水袋。

携用物至床旁→向老人解释，取得配合→协助老人取舒适卧位→检查热水袋有无破损→测试水温（＜50℃）→放平热水袋，一手持热水袋边缘，另一手将热水灌入袋内至1/2-2/3满→将热水袋缓缓放平，排出袋内空气，拧紧塞子→用毛巾擦干热水袋外壁，装入布套→将热水袋放置于老人所需部位，袋口朝外→观察局部皮肤情况及老人反应→协助取舒适卧位→整理用物→洗手。

（2）热湿敷。

携用物至床旁→向老人解释，取得配合→协助老人取舒适卧位→暴露患处→将防水垫置于热湿敷部位下→热湿敷部位涂凡士林→毛巾浸于热水中（＜50℃）→拧至半干，照护者在手腕内侧试温，以不烫手为宜→将热毛巾敷于患处，覆盖防水垫→3-5分钟更换一次毛巾，持续15-20分钟→观察局部皮肤情况及老人反应→操作后清洁局部皮肤，整理用物→洗手。

5. 注意事项

（1）老人使用热水袋时，外包一层布套。

（2）热疗不超过 20 分钟，注意观察热疗部位皮肤情况。

（3）急性腹痛未明确诊断前不宜热疗。

（4）软组织扭伤后 48 小时内严禁热疗。

（二）冷疗法

冷疗法是利用低于人体温度的物质作用于体表皮肤，通过神经传导引起皮肤和内脏器官血管的收缩，从而改变机体各系统体液循环和新陈代谢，达到治疗目的的方法。

1. 照护目的

（1）减轻局部充血或出血。

（2）减轻疼痛。

（3）控制炎症扩散。

（4）降低体温。

2. 照护评估

评估老人年龄、病情、意识、配合度、体温、治疗情况及局部皮肤状况。

3. 照护准备

（1）照护者准备：着装整洁，修剪指甲，洗手，戴口罩。

（2）环境准备：调节室温至 24℃-26℃。

（3）用物准备：冰袋、布套、毛巾（大毛巾、小毛巾）、脸盆（脸盆内盛放 32℃ -34℃温水）、25%-35% 乙醇（200-300mL），必要时备干净衣裤、屏风、便器等。

4.操作流程

（1）冰袋。

携用物至床旁→向老人解释，取得配合→关门窗，调节室温→协助老人取合适体位→高热降温时，用毛巾包裹冰袋置于前额、体表大血管处（如颈部、腋下、腹股沟、腘窝等）（止血时，用毛巾包裹冰袋置于所需局部）→观察局部皮肤情况和老人反应，记录→洗手。

（2）冷湿敷。

携用物至床旁→向老人解释，取得配合→关门窗，调节室温→协助老人取舒适体位→毛巾浸透在32℃-34℃水中，拧干毛巾至不滴水→冷湿敷在所需部位→冷湿敷15-30分钟→观察局部皮肤情况及老人反应，记录→撤下毛巾→协助老人取舒适卧位→整理用物→告知注意事项→洗手。

（3）酒精擦浴。

携用物至床旁→向老人解释，取得配合→协助老人取合适体位→用床帘或屏风遮挡→脱去老人衣裤，将大毛巾垫于擦拭部位下，将小毛巾浸入酒精中，拧至半干，缠于手上成手套状，以离心方向擦浴。

①双上肢擦拭顺序：

颈外侧→肩→上臂外侧→前臂外侧→手背。

侧胸→腋窝→上臂内侧→前臂内侧→手心。

②腰背部擦拭顺序：

颈下肩部→臀部。

③双下肢擦拭顺序：

外侧：髂骨→下肢外侧→足背。

内侧：腹股沟→下肢内侧→内踝。

后侧：臀下→大腿后侧→腘窝→小腿后侧→足跟。

擦拭结束，根据需要更换干净衣裤→协助老人取舒适体位→整理用物及床单元→告知老人注意事项→撤去屏风或拉开床帘→记录→洗手。

5. 注意事项

（1）老人使用冰袋时，外包一层毛巾或将冰袋装入布套（图1-4-1）。

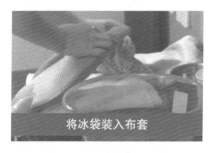

图 1-4-1　冰袋的使用

（2）注意观察冷疗部位皮肤情况。

（3）需长期使用冰袋时应间隔 20-30 分钟更换一次冷疗部位，防止冻伤。

（4）冷疗时禁忌部位：枕后、耳郭、阴囊、心前区、腹部、足底。

（5）酒精擦浴时，以轻拍方式进行，避免摩擦。

（6）酒精擦浴后 30 分钟测量体温，擦浴过程中如老人出现寒战、面色苍白等不适，应立即停止擦浴。

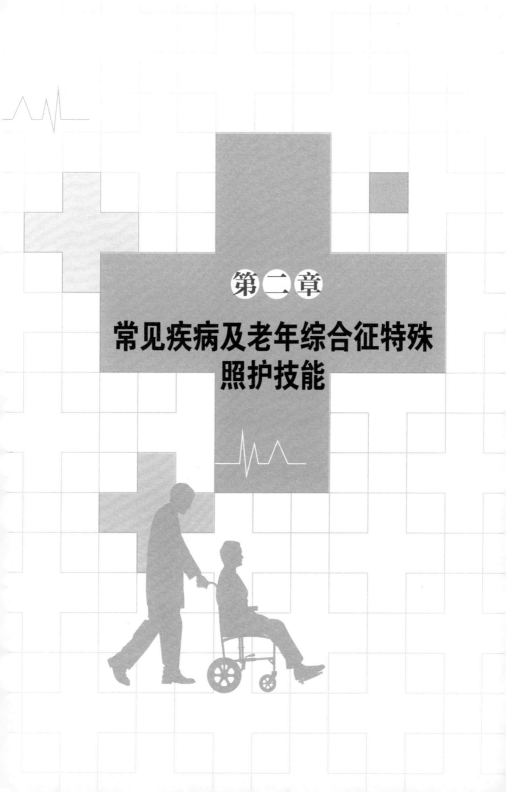

第二章

常见疾病及老年综合征特殊照护技能

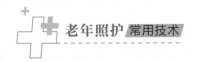

老年照护 常用技术

一、慢性阻塞性肺病

慢性阻塞性肺病（chronic obstructive pulmonary disease，COPD），简称慢阻肺，是一组以持续气道受阻为特征，以气道和肺部炎症为主要发病机制，引起气道和肺部结构改变、黏液纤毛功能障碍等病变的肺部疾病，是一种常见的、多发的、可以预防和治疗的疾病。

COPD 的发病与吸烟、职业粉尘和化学物质、空气污染、感染等有关，主要发生在 40 岁及以上中老年人群，全球的患病率约为 10.1%，我国的患病率约为 8.2%。COPD 可引起肺功能进行性减退，严重影响老年患者的劳动能力和生活质量，造成巨大的家庭和社会经济负担，因此患有 COPD 的老人的照护管理尤为重要。

（一）协助翻身叩背排痰

1. 照护目的

帮助不能有效咳痰的老人拍背，促进痰液排出，保持呼吸道通畅，预防呼吸道并发症。

2. 适用范围

（1）肺部感染、不能自行移动更换体位的老人。

（2）长期卧床及年老体弱、咳痰无力或不能有效咳痰的老人。

3. 照护评估

（1）评估老人病情、意识、心理状态、配合度及皮肤状况。

（2）评估老人自理能力，有无胸部骨折、伤口或引流管等。

34

（3）评估老人能否自主翻身，肢体活动程度，能否进行有效咳痰。

4. 照护准备

（1）照护者准备：着装整洁，洗手，戴口罩。

（2）环境准备：环境安静、安全、舒适、整洁，必要时关闭门窗或备屏风，调节室温至 24℃-26℃。

（3）用物准备：听诊器、纸巾、接痰器（或纸杯）、手消毒剂等。

5. 操作流程

携用物至床旁→向老人解释，取得配合→关闭门窗，拉上床帘→调节室温→洗手→协助老人取坐位或侧卧位→五指并拢弯曲，拇指紧靠示指，呈背隆掌空状，以手腕力量给予老人叩背→从下至上、从外至内，轻叩背部（图 2-1-1），边叩边鼓励老人咳嗽→将痰液收集在接痰器（或纸杯）内→用纸巾擦净口角→叩背完毕，协助老人取舒适体位→整理床单元及用物→洗手。

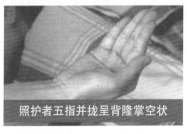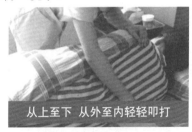

| 照护者五指并拢呈背隆掌空状 | 从上至下 从外至内轻轻叩打 |

图 2-1-1　翻身叩背手法与顺序

6. 注意事项

（1）叩击时间及强度可根据老人情况而定，应在餐前30分钟或餐后2小时进行。每日 3-4 次，每次叩击 5-10 分钟，叩背频率以

120-130 次/分为宜。

（2）不可在老人裸露皮肤上叩击，应避开乳房、心脏、脊柱、肩胛骨、肋缘以下部位以及拉链和纽扣。

（3）叩背排痰过程中，密切观察老人情况，有异常应立即停止。

（4）叩背排痰时只能使用腕部力量轻叩，切勿用蛮力叩击，以免造成老人肋骨骨折。

7. 健康指导

（1）向老人解释翻身叩背排痰的目的和意义。

（2）对自理能力差、不能自行翻身的老人，每 2 小时翻身叩背 1 次，以减轻局部受压，冬天注意保暖，防止感冒。

（3）协助老人翻身时，应动作轻柔，避免拖、拉、拽等，妥善处理好各管路。

（4）为骨折老人翻身时，上下肢动作协调，保持在同一轴线上，以保护好老人肢体，防止骨折再移位。

（5）若有肋骨骨折、活动性出血、咯血、气胸、肺水肿、严重骨质疏松的老人，禁止叩背；有心脏疾病的老人，慎做叩背。

（6）叩背时避免直接叩击皮肤导致皮肤发红，避免过多覆盖降低叩背效果。

（二）雾化吸入法

雾化吸入法，又称气溶胶吸入疗法，是以呼吸道和肺为直接给药器官，使用特制的雾化装置将药物溶液制成微小的气溶胶微粒，通过吸入的方法进入呼吸道及肺内并沉积，从而起到迅速有效和无痛的治疗作用。

1. 照护目的

（1）消炎、镇咳、祛痰，稀释痰液，促进痰液排出。

（2）改善通气功能，舒张支气管，缓解支气管痉挛，保持呼吸
道通畅。

（3）呼吸道用药，吸入局部麻醉药物、抗肿瘤药物。

（4）配合人工呼吸器，湿化呼吸道。

2. 适用范围

（1）上呼吸道、气管、支气管和肺部感染。

（2）湿化呼吸道，祛痰。

（3）哮喘、COPD 急性发作期。

（4）行喉镜、支气管镜检查术前麻醉。

3. 照护评估

评估老人病情、意识、配合度及雾化药物过敏史。

4. 照护准备

（1）照护者准备：着装整洁，洗手，戴口罩。

（2）环境准备：安静、安全、舒适、整洁。

（3）用物准备：雾化药液、雾化管道、口含嘴或面罩、小毛巾
（或纸巾）、弯盘、水杯（内盛温开水）、手消毒剂等。

5. 操作流程

携用物至床旁→向老人解释，取得配合→协助老人解便，取合
适体位→洗手→协助老人清理呼吸道和口腔内食物残渣→连接雾化
器电源，检查机器性能→连接雾化管道→将药液注入储药器内→打
开雾化开关，调节雾量大小→协助老人将口含嘴放入口中或面罩戴

于口鼻部→观察雾化管道有无脱落、扭曲（图 2-1-2）→观察老人口唇是否与口含嘴贴合（图 2-1-3）→嘱老人深吸气，用鼻呼气，直至雾化结束→协助老人排痰、漱口→擦净老人面部→协助老人取舒适卧位→整理用物→洗手。

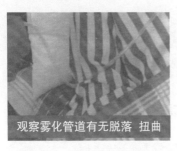
观察雾化管道有无脱落 扭曲

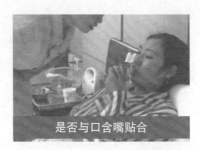
是否与口含嘴贴合

图 2-1-2　观察雾化管道　　图 2-1-3　口唇与口含嘴贴合

6. 注意事项

（1）老人呼吸道内有痰液时，必须先清理痰液，再行雾化吸入。

（2）雾化吸入时间不宜过长，以 15-20 分钟为宜。

（3）老人行雾化吸入时，照护者在其身旁看护，不得随意调节雾量。

（4）雾化吸入时间应选择在餐前或餐后 30 分钟后，以防老人不适引起呕吐。

（5）使用前检查机器各部件有无松动、脱落等异常情况。

（6）使用氧气进行雾化吸入时，应避免火源，氧流量以 6-8L/min 为宜，过大易导致导管脱落。

7. 健康指导

（1）向老人及家属解释雾化吸入法的目的和重要性。

（2）老人行雾化吸入时最好选择坐位，可借助重力作用使雾滴深入肺内，达到最佳效果。

（3）雾化前脸部勿涂面霜，雾化后洗脸，减少药物被面部吸收。

（4）保持口腔清洁，雾化前后应漱口，每次雾化时间不超过20分钟。

（5）老人行雾化吸入时注意观察老人痰液排出情况，如雾化后痰液仍未咳出，可给予叩背协助排痰。

（6）雾化过程中，如老人有咳嗽、咳痰，取下口含嘴或面罩，及时协助老人排痰后再继续完成雾化吸入。

（7）指导老人掌握正确吸入方法，尽可能深吸气，以达到最佳治疗效果。老人不能连续完成时，可间歇10-20分钟再进行。

（8）患有COPD、Ⅱ型呼吸衰竭的老人，防止吸入高浓度氧气导致二氧化碳潴留。

（三）氧气吸入法

氧气吸入法是指通过给氧，提高动脉血氧分压和动脉血氧饱和度，增加动脉血氧含量，纠正各种因素造成的缺氧状态，促进组织的新陈代谢，维持机体生命活动的一种治疗方法。

1. 照护目的

（1）通过吸氧，纠正老人缺氧状态，改善老人生活质量、睡眠质量和精神状态，使老人舒适。

（2）预防肺源性心脏病（简称肺心病）和右心衰竭，减少医疗费用和老人住院天数。

（3）促进新陈代谢，维持机体生命活动。

2. 适用范围

COPD、各种大手术、肺部感染、一氧化碳中毒等各种原因导致呼吸困难、低氧血症和需氧量增加的老人。

3. 照护评估

（1）评估老人的病情、配合度、心理状态。

（2）评估环境是否安全，远离明火。

（3）评估老人鼻腔黏膜是否完整，有无疼痛，呼吸是否通畅及缺氧状况。

4. 照护准备

（1）照护者准备：着装整洁，洗手，戴口罩。

（2）环境准备：避免火源，环境清洁、舒适，温度适宜（24℃ -26℃）。

（3）用物准备：氧气管道装置（氧气袋）、湿化瓶及湿化液、清洁水杯、一次性吸氧管、棉签、手消毒剂等。

5. 操作流程

携用物至床旁→向老人解释，取得配合→协助老人取合适体位→洗手→检查老人鼻腔→取棉签蘸温水清洁老人鼻孔→安装氧流量表→安装湿化瓶及湿化液→连接一次性吸氧管→打开氧气开关，检查管道连接是否紧密→调节氧流量，将氧气管头端贴近面部或者放在水杯内，检查氧气流出是否通畅（图2-1-4）→将一次性吸氧管头端插入老人双侧鼻孔，两侧导管置于双侧耳郭上，用调节器固定在颌下或者头顶→协助老人取舒适卧位→整理用物→洗手。

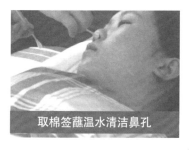
取棉签蘸温水清洁鼻孔

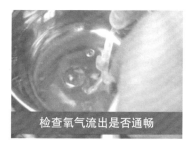
检查氧气流出是否通畅

图 2-1-4　氧气吸入操作

6. 注意事项

（1）用氧前检查氧气装置有无漏气、是否通畅。

（2）告知老人不能自行调节氧流量。

（3）在老人使用氧气前，应先调节氧流量；停用氧气时，先拔出导管或面罩，再关闭氧气开关。

（4）在老人使用氧气过程中，观察氧气治疗效果。

（5）注意用氧安全，远离烟火和易燃品，注意防火、防热、防油、防震（图 2-1-5）。

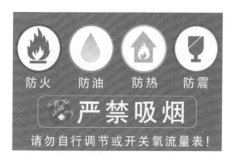
防火　防油　防热　防震
严禁吸烟
请勿自行调节或开关氧流量表！

图 2-1-5　氧气"四防"

7. 健康指导

（1）告知老人及家属氧疗的目的和意义。

（2）在老人氧疗过程中，密切观察其神志、生命体征、皮肤颜色，从而判断缺氧状况是否改善。

（3）保持吸氧管通畅，随时注意吸氧管有无脱落、堵塞，定时更换吸氧管和湿化瓶。

（4）保持呼吸道通畅，定时协助老人翻身叩背或改变体位，指导老人有效咳嗽、咳痰，防止分泌物潴留。

（5）根据老人病情调节氧流量，COPD老人应持续低流量吸氧，流量控制在1-2L/min，吸入氧浓度应从低流量开始。

（6）长时间吸氧要注意湿化气道，保持呼吸道湿润。

（7）告知老人合理用氧，不得擅自调节氧流量或随意停止吸氧，以保证吸氧效果。

（8）预防交叉感染，吸氧面罩、吸氧管应定时更换，有污染时及时更换，暂时不用时要避污保存，湿化液每日更换，湿化瓶每周更换消毒。

（四）家用无创呼吸机的使用及指导

家用无创呼吸机（图2-1-6）是一种机械通气设备，是利用呼吸机的装置，不需要建立人工气道（气管插管或气管切开），主要通过鼻面罩将呼吸机与老人相连接，由呼吸机提供无创正压通气，达到改善

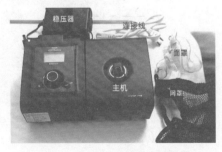

图2-1-6 家用无创呼吸机

老人呼吸功能的作用。COPD 老人使用家用无创呼吸机不仅可改善病情，节省费用，也可避免患者行气管插管增加的痛苦，以及减少呼吸机相关肺炎等多种并发症。

1. 照护目的

（1）改善老人的呼吸困难和通气功能，快速缓解其缺氧症状。

（2）减少呼吸机相关肺炎等多种并发症，减轻老人气管插管的痛苦。

（3）为老人基础疾病治疗、呼吸功能改善和康复提供重要条件。

2. 适用范围

（1）轻度、中度呼吸衰竭老人的早期治疗。

（2）老人有创—无创通气序贯治疗和辅助撤机。

3. 照护评估

评估老人病情、配合度、心理状态、神志、颜面皮肤等。

4. 照护准备

（1）照护者准备：着装整洁，洗手，戴口罩。

（2）环境准备：宽敞、清洁、舒适，温度适宜。

（3）用物准备：鼻罩或口鼻罩、家用无创呼吸机、蒸馏水（或无菌注射用水）、酒精纱布、手消毒剂等。

5. 操作流程

（1）家用无创呼吸机使用流程。

携用物至床旁→向老人解释，取得配合→协助老人取合适的体位→洗手→协助老人清洁口腔和呼吸道内痰液→摆好头带和头部位置→安装湿化瓶（内盛湿化液）→连接呼吸机管道→连接电源并打开呼吸机开关，检查呼吸机性能→调整呼吸机参数→连接口鼻罩或鼻罩→固定头带，调节好松紧度→检查口鼻罩或鼻罩有无漏气→核对呼吸机参数→再次检查口鼻罩或鼻罩有无漏气及松紧度→协助老人取舒适体位→整理用物→告知老人注意事项→洗手（图2-1-7）。

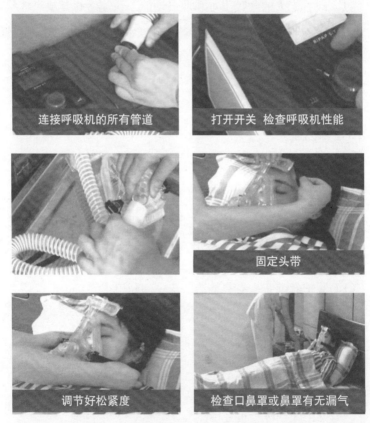

图 2-1-7　家用无创呼吸机使用部分流程

（2）家用无创呼吸机停用流程。

向老人解释，取得配合→洗手→解开近侧固定带→解开对侧固

定带→取下鼻罩或口鼻罩→撤去呼吸机头带→协助老人取舒适体位
→关闭呼吸机开关→拔除电源→观察老人情况→整理用物→洗手→
处置室浸泡消毒管道，用酒精纱布擦拭呼吸机（图 2-1-8）。

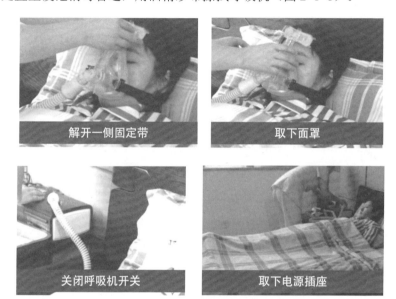

图 2-1-8　家用无创呼吸机停用部分流程

6. 注意事项

（1）使用时，先连接呼吸机管道，再开机，避免在较高的吸气
压力状态下佩戴鼻罩或口鼻罩，增加老人的不适。停用时，先取下
老人面罩，再关闭电源开关。

（2）确保开关机顺序正确、管道连接正确、开机检测无报警、
参数调节合理。

（3）异常情况报警时及时通知专业人员，对无法处理的报警，
应立即脱机，给予吸氧或人工辅助通气。

（4）使用呼吸机时应严密观察老人病情变化，随时检查呼吸机运转是否正常、鼻罩或口鼻罩有无漏气，询问老人有无腹胀，如有不适，及时就医。

（5）留置有胃管的老人，使用呼吸机前应检查胃管是否在胃内，在调整鼻罩或口鼻罩位置时，防止胃管牵拉脱出。

（6）呼吸机管道中有积水时，及时倾倒，防止误吸或流入气管内引起肺部感染。

7. 健康指导

（1）解释使用家用无创呼吸机的目的、重要性及使用家用无创呼吸机过程中可能出现的不适和需要配合的内容等，安抚老人紧张焦虑的情绪，以取得老人及家属的理解和配合。

（2）保持口腔和呼吸道通畅。老人使用家用无创呼吸机前，应清理口腔内食物残渣、口鼻内分泌物及呼吸道内痰液，以免影响呼吸机的效果，或导致窒息。

（3）使用家用无创呼吸机前，应避免过饱饮食，最好选择在餐后 30 分钟至 1 小时进行，且要抬高床头，以免发生误吸。

（4）使用家用无创呼吸机老人常取坐位或半卧位，床头抬高 30°~45°。

（5）呼吸机管路每周更换消毒 1 次，呼吸机湿化罐须加无菌注射用水或蒸馏水，禁用生理盐水或加入药物，湿化罐内水量要恰当，尤其要防止罐内水蒸干。

（6）家用无创呼吸机应放置于干燥通风的地方，避免阳光直射，以免外壳塑料老化。

（7）停用家用无创呼吸机时，应严格按停用操作流程进行：首先将呼吸机脱离，继续吸氧，再关主机，拔除电源，整理用物，消毒管道。

（8）若老人需要长时间连接面罩使用家用无创呼吸机，可在面罩下使用保护膜，预防面罩所致压力性损伤。

（9）家用无创呼吸机使用过程中过滤棉位置切勿使用塑料纸、布类覆盖，容易遮挡进气口。呼吸机靠墙放置要离墙10cm以上。

（10）老人使用家用无创呼吸机过程中，要随时监测生命体征，询问老人感受，观察有无异常情况发生，同时告知老人不要随意调节呼吸机参数。

（11）选择合适的面罩，注意观察皮肤情况，避免压伤面部皮肤。

（12）维护家用无创呼吸机前，拔除电源，用干净的湿布或清洁剂擦拭，擦拭的布不可过湿，切勿让机器进水。

（五）痰标本采集

痰液是气管、支气管和肺泡产生的分泌物，正常情况下分泌很少。当呼吸道黏膜受到刺激时，分泌物增多，痰量也增多，但清晰、呈水样。痰液的主要成分是黏液和炎性渗出物，肺部炎症、肿瘤时，痰量增多，不透明并伴有性状改变。

1. 照护目的

（1）常规痰标本检查痰液中的细菌、虫卵或癌细胞等。

（2）痰培养标本检查痰液中的致病菌，为选择抗生素做准备。

（3）观察痰液颜色、性状，协助疾病诊断。

2. 适用范围

老人呼吸道感染的病因诊断。

3. 照护评估

（1）评估老人病情、治疗、意识、配合度及心理状况。

（2）评估老人口腔黏膜及咽部有无异常情况。

（3）评估老人能否自行咳嗽、咳痰。

4. 照护准备

（1）照护者准备：着装整洁，修剪指甲，洗手，戴口罩、手套。

（2）环境准备：光线充足，安静。

（3）用物准备：一次性痰杯，清水，无力咳痰者备集痰器、吸痰用物，一次性无菌手套，纱布，手电筒，治疗巾，手消毒剂，垃圾桶等。

5. 操作流程

（1）能自行咳痰者。

携用物至床旁→向老人解释，取得配合→洗手，戴口罩、手套→协助老人取合适体位→协助老人漱口→嘱老人深呼吸数次后用力咳嗽→将气管深处的痰液置于痰杯中，盖好杯盖→擦净老人口角→脱手套，洗手→协助老人取舒适体位→整理用物→洗手。

（2）无力咳痰或不合作者。

携用物至床旁→向老人解释，取得配合→洗手，戴口罩、手套→检查老人口腔黏膜或义齿→协助老人取坐位或侧卧位→帮助老人轻叩背部使痰液松动→洗手，戴手套→颌下铺治疗巾或毛巾→集痰器连接吸引器和吸痰管→将痰液吸出置于集痰器内，盖好盖子→

擦净老人口角→脱手套，洗手→协助老人取舒适体位→整理用物→洗手。

6. 注意事项

（1）除 24 小时痰标本外，痰液采集时间宜选择清晨，以提高检验阳性率。

（2）查痰培养及肿瘤细胞的标本应立即送检。

（3）不可将唾液、漱口水、鼻涕等混入痰液。

7. 健康指导

（1）向老人及家属解释痰标本采集的目的、重要性及配合要点。

（2）指导老人及家属学习收集痰标本的方法及注意事项。

（3）告知老人留取痰标本前先漱口，然后深吸气，用力咳出第一口痰液，留于痰杯内。

（4）留取 24 小时痰液时，要注明起止时间。

（六）COPD 健康教育

1. 疾病知识

（1）对老人和家属开展疾病相关知识健康教育。教会老人及家属早期识别 COPD 急性加重的症状和体征，并给予早期干预。

（2）向老人及家属讲解 COPD 的诱发因素、临床表现、防治措施等基础知识。

（3）帮助老人和家属了解就诊时机和定期随访的重要性。

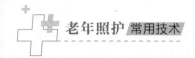

2. 生活指导

（1）保持室内空气流通，每日定时开窗通风，老人居室温度保持在 24℃-26℃，相对湿度保持在 50%-70%。

（2）COPD 老人应加强个人防护，在寒冷季节或气候转变时注意防寒保暖，防止呼吸道感染，尽量避免或防止粉尘、烟雾及有害气体吸入。根据气候变化，及时增减衣物；天气寒冷时不宜外出，可在室内活动。

（3）老人宜选择高热量、高蛋白、高维生素饮食，避免摄入产气或引起便秘的食物，具体要求为每日蛋白摄入量为 1.2-1.5g/kg，其中优质蛋白占 50% 以上，维生素 C 100mg，维生素 A 5000U，以增强支气管黏膜上皮的防御能力，维持正常的支气管黏液分泌、纤毛活动，改善呼吸道感染症状，促进支气管黏膜修复。避免食用过冷、过热、生硬食物，以减少刺激，避免引发阵发性咳嗽；避免饮用咖啡、浓茶等。教育和督促老人戒烟。

3. 氧疗指导

（1）向老人讲解氧疗的目的、必要性及注意事项，注意用氧安全，远离明火，防油、防震、防热。

（2）家庭用氧时需指导老人定期清洗、消毒、更换氧疗装置。

（3）指导 COPD 老人及家属掌握家庭氧疗的知识与方法。氧疗是 COPD 老人急性加重住院治疗的关键部分。每日坚持 15 小时氧疗效果确切，调节氧流量为 1-2L/min，以改善老年患者低氧血症，保证氧饱和度为 88%-92%。

（4）氧疗开始后，要及时监测动脉血气分析，以保证合适的氧合，且无二氧化碳潴留或酸中毒恶化。

4. 用药指导

（1）指导 COPD 老人正确服用止咳化痰药物。出现痰液黏稠、痰少、剧烈咳嗽等症状时，可口服复方甘草合剂或其他止咳化痰药物。

（2）教会患者掌握正确的服药方法：①含有甘草的药物应餐后服用，如复方甘草合剂、复方甘草片等，空腹服用对胃黏膜刺激较强，会产生不适。②酊剂、合剂药物服用后，最好不再饮水，以保持咽部局部作用，止咳效果会更好。③痰多者尽量将痰液咳出，尤其是清晨，可协助年老体弱者翻身或轻叩背部帮助排痰。

（3）告知 COPD 老人在家中禁用镇静药，无论是缓解期还是急行发作期，均慎用或禁用镇静药，以防引起呼吸抑制，甚至引起呼吸暂停或肺性脑病。

（4）指导患者正确使用吸入剂。COPD 老人及家属应熟练掌握家庭吸入治疗方法。掌握常用的不同类型吸入剂的使用方法，如采用定量吸入法的异丙托溴铵、硫酸沙丁胺醇吸入气雾剂（万托林）及丙酸倍氯米松气雾剂（必可酮）等；干粉吸入剂，如布地奈德福莫特罗粉吸入剂（信必可）、沙美特罗替卡松粉吸入剂（舒利迭）。

（5）掌握超声雾化吸入治疗及氧气喷射雾化的正确使用方法。老年患者记忆力差，需要采用书面的指导材料。

5. 康复训练

（1）指导 COPD 患者每日有计划地进行锻炼。锻炼方法有散步、慢跑、打太极拳等，以不感到疲劳为宜。

（2）老人康复训练包括骨骼肌运动训练和呼吸肌运动训练两方面。骨骼肌运动训练项目包括步行、踏车、打太极拳、练体操等，注意训练强度应为无明显呼吸困难情况下接近患者的最大耐受水平。

（3）呼吸肌运动训练包括腹式呼吸、缩唇呼吸、对抗阻力呼吸、全身性呼吸操等。对病情较重，不能或不愿参加以上几种呼吸肌运动训练者，还可使用各种呼吸训练器，如膈肌起搏器等。

（4）加强呼吸肌运动训练，如腹式呼吸，每日2次，每次10-20分钟，可以使膈肌活动度增加，改善呼吸功能。老人根据自身情况进行适宜的锻炼。

（5）COPD老人要加强肺康复。肺康复是对老人进行全面评估后为老人量身打造的全面干预，包括运动训练、教育和自我管理干预。肺康复是改善呼吸困难和运动耐力的最有效的治疗策略，也可提高生活质量，减少住院时间与次数，改善患者相关焦虑与抑郁症状。

（6）肺康复训练要COPD老人学会通过消耗最小的能量和氧气，达到最大可能的肺膨胀。指导老人取舒适体位，一般取坐位，体质较弱者取半卧位，首先放松肩和颈部肌肉，缓慢深呼吸，尽量延长呼吸时间，保持有节律的呼吸。

（7）COPD老人的康复训练方案最好持续6-8周，推荐每周进行2次指导下的运动训练，包括耐力训练、间歇训练、抗阻力量训练。

除以上内容外，康复训练还包括合理膳食，保持营养均衡、心理平衡等。

二、心脑血管疾病

（一）生命体征的测量

生命体征是体温、脉搏、呼吸及血压的总称。正常人生命体征在一定范围内相对稳定，变化很小且相互之间存在内在联系。而在病理情况下，其变化极为敏感。仔细观察生命体征，可以了解机体重要脏器的功能活动情况，了解疾病的发生、发展及转归，为预防、诊断、治疗及照护提供依据。

1.体温测量

临床上常以直肠、口腔、腋窝等处的温度来代表体温。在三种测量方法中，直肠温度（肛温）最接近人体深部温度，但日常体温监测中，腋窝温度（腋温）测量更为常见、方便。成人体温平均值及正常范围见表2-2-1。

表2-2-1　成人体温平均值及正常范围

部位	平均温度	正常范围
肛温	37.5℃	36.5℃-37.7℃
口温	37.0℃	36.3℃-37.2℃
腋温	36.5℃	36.0℃-37.0℃

（1）照护目的。

①判断体温有无异常。

②动态监测体温变化，根据伴随症状及时处理。

③协助诊断，为预防、治疗、康复和护理提供依据。

（2）照护评估。

①评估老人病情、意识、治疗状况、心理状态及配合度。

②评估测量部位皮肤状况。

③评估老人全身情况。

（3）照护准备。

①照护者准备：着装整洁，修剪指甲，洗手，戴口罩。

②老人准备：测量腋温，需用毛巾擦干腋下汗液。

③环境准备：环境温度调至24℃-26℃，通风良好。

④用物准备：体温计（枪）、小毛巾、记录本、笔、手消毒剂等。

（4）操作流程。

方法一：水银体温计（腋温）测量方法。

①测量前，将已消毒的体温计水银柱甩至35℃以下，向老人解释，取得配合。

②用毛巾擦干老人腋下汗液，将体温计水银端放于腋窝深处，紧贴皮肤，嘱老人屈臂过胸，夹紧体温计（不能合作者，照护者应协助老人夹紧上臂，扶托体温计），10分钟后取出读明度数，洗手，记录。

方法二：体温枪测量方法。

①打开体温枪开关，检查体温枪是否有电。

②将体温枪对准额头，距额头2-3cm进行测温。

③读数，洗手，记录。

（5）注意事项。

①测量前检查体温计有无破损。

②测量时，照护者应在旁守护，以防体温计掉落或折断。

③切忌将体温计放入热水中清洗或开水中煮沸，以防爆裂。

④腋下有创伤、炎症、手术切口，腋下出汗较多，极度消瘦的老人，不宜腋下测温。

⑤测温前如有运动、进食、喝冷热饮、冷热敷、洗澡、坐浴、灌肠等，应休息30分钟后测量。

⑥体温枪测温时避免在寒冷或高温环境中进行。

⑦体温和病情不相符时重复测量，必要时采用两种不同的测量方式作为对照。

⑧水银体温计破裂处理：首先开窗通风，用湿棉签或者胶带将散落的水银珠一粒一粒地黏起来，放置于盛有清水的玻璃瓶或塑料瓶内，密闭保存。收集好的水银严禁随处丢弃，建议送至相关部门进行专门的处理。

2.脉搏测量

脉搏是指由于心脏的收缩和舒张导致的动脉管壁有节律的搏动。脉率是指每分钟脉搏的次数。正常人在安静状态下脉率和心率一致，为60-100次/分。常用的脉搏测量部位：颞动脉、颈动脉、肱动脉、桡动脉、股动脉、腘动脉、胫骨后动脉、足背动脉。临床上最常见的脉搏测量部位是桡动脉。

（1）照护目的。

①判断脉搏有无异常。

②动态监测脉搏的变化，间接了解心脏状况。

③协助诊断，为预防、治疗、康复和护理提供依据。

（2）照护评估。

①评估老人病情、意识、治疗状况、心理状态及配合度。

②了解老人用药情况。

（3）照护准备。

①照护者准备：修剪指甲，洗手，戴口罩。

②老人准备：体位舒适，情绪稳定。

③环境准备：环境温度调至24℃-26℃，通风良好。

④用物准备：有秒针的表、记录本、笔、手消毒剂等。

（4）操作流程。

携用物到老人身旁→向老人解释，取得配合→协助老人将手臂放于舒适的位置（腕部伸展）→将示指、中指、无名指的指端按在老人桡动脉搏动处→测量计数→洗手→记录。

（5）注意事项。

①测量选择卧位或坐位。

②测量脉搏时按压力量适中，以能清楚测得脉搏为宜。

③正常脉搏测量30秒，计数乘以2；异常脉搏应测1分钟，必要时听心率。

④测量前如有剧烈运动、紧张、恐惧等，应休息20-30分钟后再测量。

⑤勿用拇指触诊，如为偏瘫老人测量脉搏，应选择健侧肢体。

3. **呼吸测量**

呼吸是由于机体在新陈代谢过程中，需要不断地从外界环境中摄取氧气，并把自身产生的二氧化碳排至体外，机体与环境之间进行的气体交换。正常成人安静状态下呼吸频率为16-20次/分，节律规则，呼吸运动均匀、无声且不费力。呼吸频率会因年龄、性别、活动、情绪、血压以及外界环境温度等发生变化。

（1）照护目的。

①判断呼吸有无异常。

②动态监测呼吸的变化，了解老人呼吸功能情况。

③协助诊断，为预防、治疗、康复和护理提供依据。

（2）照护评估。

①评估老人病情、意识、治疗情况、心理状态及配合度。

②了解老人用药情况。

（3）照护准备。

①照护者准备：修剪指甲，洗手，戴口罩。

②老人准备：体位舒适，情绪稳定。

③环境准备：环境温度调至24℃-26℃，通风良好。

④用物准备：有秒针的表、记录本、笔、手消毒剂等。

（4）操作流程。

携用物到老人身旁→协助老人取舒适体位→将手放在诊脉部位，眼睛观察老人胸部或腹部的起伏→测量计数→洗手→记录。

（5）注意事项。

①呼吸受意识控制，测量呼吸不必向老人解释，在测量过程中不使老人察觉，以免老人紧张，影响测量的准确性。

②一起一伏为一次呼吸，测量时注意节律及深度的变化。

③常规呼吸测量30秒，计数乘以2；危重患者呼吸微弱，可将少许棉花置于患者鼻孔前，观察棉花被吹动的次数，计数1分钟。

④测量前如有剧烈运动、情绪激动等，应休息20-30分钟后再

测量。

4. 血压测量

血压是血管内流动的血液对单位面积血管壁产生的侧压力。正常成人在安静状态下，其正常范围为 90-139/60-90mmHg；正常老人血压为 140-160/80-90mmHg。高血压是指在未使用药物的情况下，成人收缩压≥ 140mmHg 和（或）舒张压≥ 90mmHg。低血压是指成人血压＜ 90/60mmHg。

（1）照护目的。

①判断血压有无异常。

②动态监测血压变化，间接了解循环系统的功能状况。

③协助诊断，为预防、治疗、康复和护理提供依据。

（2）照护评估。

①评估老人病情、意识、心理状态及配合度。

②评估老人基础血压、治疗用药情况。

（3）照护准备。

①照护者准备：修剪指甲，洗手，戴口罩。

②老人准备：体位舒适，情绪稳定。

③环境准备：环境温度调至 24℃-26℃，通风良好。

④用物准备：水银柱血压计（电子血压计）、听诊器、记录本、笔、手消毒剂等。

（4）操作流程。

方法一：水银柱血压计测量。

携用物至老人身旁→向老人解释，取得配合→协助老人取舒适体位→将老人一侧衣袖卷至肩部（必要时脱袖）→协助老人伸直肘部，手心向上→打开血压计→开启水银槽开关→驱尽袖带内空气，将其平整无折地置于老人上臂中部→戴听诊器→在肘窝内侧触摸肱动脉搏动处→将听诊器头部紧贴肘窝肱动脉处，固定、加压→关闭气门上螺旋帽→握住加压气球充气，至肱动脉搏动音消失再升高 20mmHg→缓慢放气→注意水银柱刻度和肱动脉声音变化→测量完毕，排尽袖带内余气，解开袖带，整理袖带→将血压计向右倾斜45°，关闭水银槽开关→洗手→记录。

方法二：电子血压计测量。

①腕式电子血压计测量。

携用物至老人身旁→向老人解释，取得配合→协助老人取舒适体位→将老人一侧衣袖卷至前臂中段→将血压计套于手腕桡动脉搏动处→调整位置（显示屏面向掌侧）→协助老人屈臂（使血压计与心脏位置保持水平）→按下"启动/停止"键，开始测量→测量完毕，读数→按下"启动/停止"键→整理用物→洗手→记录。（图2-2-1）

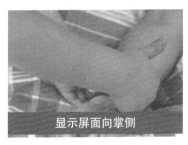
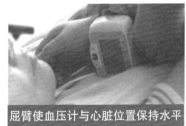

显示屏面向掌侧　　屈臂使血压计与心脏位置保持水平

图 2-2-1　腕式电子血压计测量

②臂式电子血压计测量。

携用物至老人身旁→向老人解释，取得配合→协助老人取舒适体位→将老人一侧衣袖卷至肩部（必要时脱袖）→协助老人伸直肘部，手心向上→驱尽袖带内空气，平整无折地置于上臂中部→按下"启动/停止"键，开始测量→测量完毕，读数→按下"启动/停止"键→整理用物→洗手→记录。

（5）注意事项。

①测血压前，老人至少安静休息 5 分钟，测量前如有剧烈运动、紧张、恐惧等，应休息 20-30 分钟后再测量。

②测血压应选择健侧肢体。测量上肢时手臂位置与心脏同一水平。

③为了保证测量的准确性和可比性，应做到四定：定时间、定部位、定体位、定血压计。

④袖带松紧以能够放入 1 指为宜，袖带下缘距肘窝上 2-3cm。袖带过松测得血压偏高，袖带过紧测得血压偏低。

⑤腕式电子血压计显示屏与手腕掌侧同一面，腕带距手腕关节 1cm，松紧以放入 1 指为宜；衣袖不可太紧，以免影响监测结果。

⑥水银柱血压计测量，听诊器中听到第一声搏动，水银柱所指刻度即为收缩压；肱动脉搏动声突然减弱或消失，水银柱所指刻度即为舒张压。

⑦如所测血压异常或搏动音听不清，应休息后重复测量。

⑧记录测量数值：收缩压／舒张压（mmHg）。

（二）休息与活动

休息与活动是人类生存与发展的基本需要之一，适当的休息与活动对健康人来说，可以消除疲劳、促进身心健康；对于患者来说，是减轻病痛、促进康复的基本条件。

1. 休息

休息是指通过改变当前的活动方式，使身心放松，处于一种没有紧张和焦虑的松弛状态。休息包括生理和心理两方面的放松。

（1）照护目的。

减轻疲劳，缓解精神紧张。

（2）照护评估。

①评估老人年龄、健康状况、生活方式、心理状况及配合度等。

②评估环境是否安静、安全。

（3）照护准备。

①照护者准备：着装整洁，态度和蔼。

②环境准备：整洁、安静、舒适，调节室温至 24℃－26℃。

（4）操作流程。

向老人解释→协助老人如厕→根据老人习惯关闭门窗→调节房间温度→整理床铺→协助老人取舒适卧位→调节室内光线→保持室内安静。

（5）注意事项。

①老人休息前，房间应先通风换气。

②休息前嘱老人如厕。

（6）健康指导。

①休息前将老人身体方面的不适降低到最小程度。

②心情愉快、精神放松是保证休息质量的关键。

③环境的安全、安静可以保证老人在生理、心理上获得真正的休息。

2.活动

活动是人的基本需要之一，对维持健康非常重要。

（1）照护目的。

促进血液循环，预防关节僵硬、粘连、挛缩，利于身体康复。

（2）照护评估。

①评估老人年龄、病情、生活自理能力、活动耐力、心理状况及配合度等。

②评估活动环境及助行工具的安全性。

（3）照护准备。

①照护者准备：着装整洁，态度和蔼。

②环境准备：环境安全，无障碍物。

③用物准备：必要时备助行工具。

（4）操作流程。

向老人解释，取得配合→协助老人坐起→让老人适应体位改变→适应后，协助老人穿鞋、行走（或坐在椅子上活动）→观察老人反应，有异常情况立即停止活动（图2-2-2）→洗手。

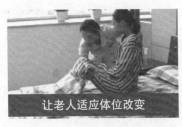
让老人适应体位改变
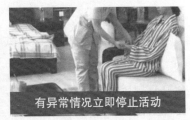
有异常情况立即停止活动

图2-2-2 老人活动操作

（5）注意事项。

①老人体位改变时休息1分钟，身体适应后再活动。

②活动时穿防滑鞋，裤子长度合适。

③行动不便老人行走时，需由照护者搀扶或使用助行器等辅助工具。

（6）健康指导。

①活动前对老人身体状况进行全面评估，合理安排老人的活动方式及活动量。

②如老人身体上有导管，应先将导管妥当固定，再进行活动。活动时注意导管有无脱落、扭曲、受压等，保持导管的通畅。

（三）偏瘫良肢位摆放及指导

良肢位是指躯体、四肢的良好体位，具有防止畸形、减轻症状，使躯干和肢体保持在功能状态的作用。其特点是具有良好的人体功能性，动静结合，不同的疾病有不同的良肢位。

1. 照护目的

（1）促进运动功能的恢复。

（2）减少残障的发生。

（3）提高生活质量。

2. 适用范围

脑卒中后偏瘫老人。

3. 照护评估

（1）评估老人偏瘫侧和健侧肢体活动情况。

（2）评估老人配合度。

4. 照护准备

（1）照护者准备：着装整洁，洗手，戴口罩。

（2）环境准备：整洁、安静、舒适，调节室温至 24℃-26℃。

（3）用物准备：软枕、毛巾等。

5. 操作流程

（1）方法一：仰卧位。

携用物至床旁→向老人解释，取得配合→协助老人平移至床对侧→头部垫枕，高度适当→患侧肩部垫小枕，协助患肢略外展，肘关节、腕关节伸直，手心向上→手指分开→髋部和膝部的侧后方垫高度适中的软枕，膝关节稍屈曲→双腿踝关节下垫软枕，使双足足跟离开床面，患足踝关节保持 90°，足尖向上，使足保持背屈。

（2）方法二：患侧卧位。

携用物至床旁→向老人解释，取得配合→协助老人平移至健侧，向患侧翻身→患侧上肢充分向前伸，肩关节向前屈曲约 90°→腕关节伸直，掌心向上，手指分开→患侧下肢伸展，膝关节轻度屈曲→健侧上肢自然放于体侧，健侧下肢稍屈髋、屈膝放于体前，并垫软枕→头部不要有明显的左右倾斜或颈部过度屈伸。（图 2-2-3）

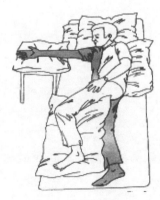

图 2-2-3　患侧卧位

（3）方法三：健侧卧位。

携用物至床旁→向老人解释，取得配合→协助老人平移至患侧，向健侧翻身→患侧上肢放于体前一软枕上，各关节自然伸展，肩关节屈曲约90°，手心向下自然伸展→患侧下肢髋关节、膝关节屈曲，置于枕头上，踝关节保持90°→健侧上肢、下肢放在舒适位置，保持髋关节伸展，膝关节轻度屈曲，使躯干呈放松状态。

6. 注意事项

（1）仰卧位时，避免患侧上肢屈曲（特别是肘关节）。

（2）仰卧位时，患侧膝关节稍屈曲，可以放置薄软枕，避免患侧腿完全伸直，同时避免被子太重而压迫偏瘫侧足造成足尖外旋。

（3）一般2-3小时变换一次姿势，避免压力性损伤的发生。

（4）仰卧位易引起身体肌张力的增高而发生痉挛，可减少仰卧位时间，适当延长侧卧位时间。

（5）健侧卧位时，患侧上肢尽量前伸。踝关节处于中立位，防止趾屈、内翻。手放在枕头上，维持拇指外展、四指伸展位。

（6）患侧卧位时，头及颈椎上部屈曲，下颚内收。患侧上肢向前伸。肩胛内侧缘和胸廓的平面与床接触，防止肩关节因受压而产生疼痛。

7. 健康指导

（1）患者应定期检测血压，控制血压在140/90mmHg以下，控制血糖和血脂水平在正常范围，控制体重，少喝酒，减少卒中的复发。

（2）患肢功能康复应循序渐进，由简单到难，由浅入深，由少到多。出院后要继续进行康复训练，训练过程中做好防护，防止跌倒。

（3）康复锻炼每周 3-4 次，每次 30-60 分钟。

（4）建议对居家环境进行无障碍改造。

（四）关节被动活动及指导

关节活动度练习是指根据每个特定关节可活动的范围，进行主动或者被动活动练习，维持关节正常的活动度，恢复和改善关节功能的锻炼方法。由老人独立完成的关节活动度称为主动关节活动范围。由他人协助活动的关节活动度称为被动关节活动范围。被动关节活动范围可由照护者在为老人进行清洁护理、翻身和更换体位时完成，既可节约时间，又可观察老人的病情变化。

1. 照护目的

（1）维持关节活动度。

（2）防止关节僵硬、粘连和挛缩。

（3）促进血液循环，利于关节营养的供给。

（4）恢复关节功能。

（5）维持肌肉张力。

2. 适用范围

关节需要被动活动的老人。

3. 照护评估

评估老人病情、治疗情况、关节活动度、心理状态以及配合度等。

4. 照护准备

（1）照护者准备：着装整洁，洗手，戴口罩。

（2）环境准备：整洁、安静、舒适，调节室温至 24℃-26℃。

5. 操作流程

（1）上肢关节被动活动。

①肩关节前屈（图 2-2-4）：

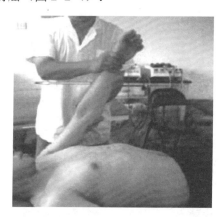

图 2-2-4　肩关节前屈

老人取仰卧位→照护者立于老人患侧→一手握住患侧腕关节处，另一手握住肘关节稍上方→将老人上肢沿矢状面向上高举过头。

②肩关节后伸（图 2-2-5）：

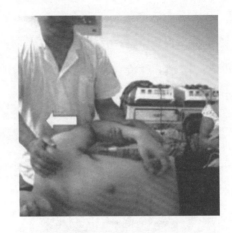

图 2-2-5　肩关节后伸

老人取健侧卧位→照护者立于老人患侧→一手握住肘关节稍上方，另一手固定肩胛骨→将老人上肢沿矢状面向后伸展。

③肩关节水平外展和内收（图2-2-6）：

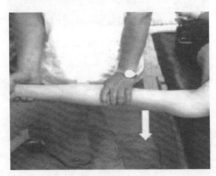

图 2-2-6　肩关节水平外展和内收

老人取仰卧位→患肢外展于床外（肩位于床沿）→照护者立于老人患侧身体及外展的上肢之间→一手握住患侧腕关节处，另一手握住肘关节稍上方→将患侧上肢沿水平面先做外展后内收。

④肩关节内外旋（图 2-2-7）：

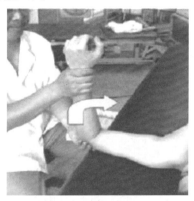

图 2-2-7　肩关节内外旋

老人取仰卧位→患侧肩关节外展 90°，肘关节屈曲 90°→照护者立于老人患侧→一手固定肘关节，另一手握住腕关节，以肘关节为轴→将老人前臂沿肱骨干轴线向头、向足方向运动，使肩关节被动外旋或内旋。

⑤肘关节屈曲和伸展（图 2-2-8）：

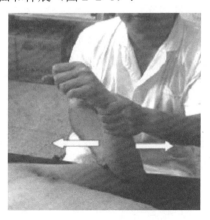

图 2-2-8　肘关节屈曲和伸展

老人取仰卧位→照护者立于老人患侧→一手握住腕关节处，另一手固定肘关节稍上方做屈曲和伸展运动。

⑥前臂旋转（图2-2-9）：

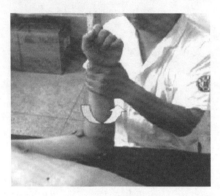

图2-2-9　前臂旋转

老人取仰卧位→照护者立于老人患侧→老人患侧肩关节外展位，使肘关节屈曲90°→一手托住老人肘后部，另一手握住老人前臂远端，沿前臂骨干轴线完成旋前、旋后动作。

⑦腕关节屈曲、伸展和尺偏、桡偏：

老人取仰卧位→照护者立于老人患侧→老人肘关节处于屈曲位→照护者一手握住老人患侧前臂远端，另一手握住患侧手指→做腕关节的屈曲、伸展、尺偏、桡偏动作。

⑧掌指关节的活动：

老人取仰卧位→照护者立于老人患侧→一手握住患侧掌部，另一手活动老人手指→分别做掌指和指骨间关节的屈曲、伸展、外展、内收动作。

（2）下肢关节被动活动。

①髋关节前屈（图 2-2-10）：

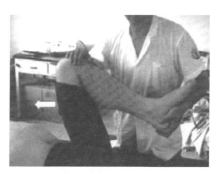

图 2-2-10　髋关节前屈

　　老人取仰卧位→照护者立于老人患侧→一手托住患侧小腿近膝关节处，另一手用手心托住患侧足跟处→双手将患侧大腿沿矢状面向上弯曲，使大腿前部尽量接近老人腹部。

　　②髋关节后伸：

　　老人取俯卧位→照护者立于老人患侧→一手抓握老人患侧踝关节部位，另一手从下方抓住老人患侧膝关节前部，同时用前臂托住老人患侧足部和膝关节部位→用力向上方抬，被动伸展髋部。

　　③髋关节内收、外展：

　　老人取仰卧位→照护者立于老人患侧→一手托老人膝关节后方，前臂支撑大腿远端，另一手握足跟→在髋关节轻度屈曲的状态下，完成髋关节的外展，然后返回原来位置。

　　④髋关节内旋、外旋：

　　老人取仰卧位→下肢伸展→照护者立于老人患侧→一手固定老人膝关节上方，另一手固定踝关节部位→完成下肢轴位的转移，足尖向内侧为髋关节外旋，足尖向外侧为髋关节内旋。

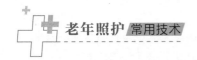

⑤膝关节屈曲、伸展：

老人取仰卧位→照护者立于老人患侧→一手托老人膝关节后方（腘窝），另一手托足跟→在髋关节屈曲状态下完成膝关节的屈曲、伸展。

⑥踝关节背屈：

老人取仰卧位，下肢伸展→照护者立于老人患侧→一手固定踝关节上方，另一手握足跟→在牵拉跟腱的同时，利用照护者的前臂屈侧推压足底。

6. **注意事项**

（1）根据老人情况，选择合适的关节训练方法。

（2）在做活动前，应使老人尽量放松，按摩关节附近的肌肉和软组织，使肌肉放松。

（3）活动时动作应轻柔、缓慢，切忌快速暴力拉扯老人肢体。

7. **健康指导**

（1）训练前，应先评估老人训练部位的关节活动度及活动能力。

（2）合理调整运动强度，每个动作重复5-10次，尽可能进行全关节活动范围的活动，以不产生任何疼痛为宜，若有疼痛应缩小活动范围或停止活动。

（五）卧位照护

卧位即老人在床上休息时所采取的卧床姿势。舒适卧位是指老人卧床时身体各部位均处于合适的位置，感到轻松舒服。正确的卧位对增进患者舒适感、治疗疾病、减轻症状、预防并发症等均能起到良好的作用。

1. 常见卧位

（1）照护目的。

①协助需要变换体位的老人改变姿势，保持舒适。

②预防并发症的发生。

（2）适用范围。

①斜坡仰卧位：适用于长期卧床，进食或进食后上身需要抬高的老人等。

②端坐卧位：适用于左心衰竭、心包积液、支气管哮喘发作，能坐立的老人。

③侧卧位：适用于肩胛部、背部、骶尾部有伤口或皮肤破溃不能平卧的老人。与仰卧位交替变换，避免局部组织长期受压。

（3）照护评估。

①评估老人病情、意识、生活自理能力、心理状态及配合度等。

②评估老人自主活动能力、卧位习惯。

（4）照护准备。

①照护者准备：着装整洁，洗手，戴口罩。

②环境准备：整洁、安静、舒适，调节室温至 24℃-26℃。必要时屏风遮挡。

③用物准备：根据需要准备软枕。

（5）操作流程。

①方法一：斜坡仰卧位。

携用物至床旁→向老人解释，取得配合→协助老人仰卧，头下垫枕，头偏向一侧→抬高（或垫高）床头 30°-40°，再抬高（或垫高）膝下 10°-20°，以防老人下滑→床尾置一软枕，垫于老人足底，增加老人舒适感，防止触及床尾栏杆→放平时，放低膝下，再放低床头。

②方法二：端坐卧位。

携用物至床旁→向老人解释，取得配合→协助老人坐起，背靠床头，背部放置一软枕→膝下抬高（或垫高）15°-20°，以防下滑→床尾置一软枕，垫于老人足底，增加老人舒适感，防止触及床尾栏杆→放平时，先放低膝下，再取下床头软枕，放低床头→协助老人取舒适卧位。

③方法三：侧卧位。

携用物至床旁→向老人解释，取得配合→协助老人侧卧，臀部稍后移→两臂屈肘，一手放于枕旁，一手放于胸前→下腿稍伸直，上腿弯曲→在两腿、胸腹部、后背部放置软枕，使老人舒适（图 2-2-11）。

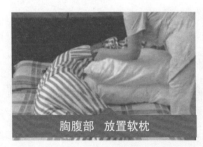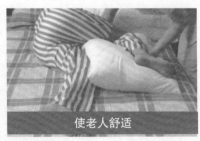

| 胸腹部 放置软枕 | 使老人舒适 |

图 2-2-11 侧卧位

（6）注意事项。

①变换卧位时动作应轻、稳，协调一致，避免拖、拉、拽，以

免擦伤皮肤。

②变换卧位时注意保暖和安全。

③注意各种体位的舒适度，及时调整。

④注意各种体位承重处的皮肤情况，预防压力性损伤。

（7）健康指导。

①根据病情和皮肤受压情况，确定变换卧位时间。变换卧位时，检查受压皮肤的情况，如果皮肤发红或破损，及时处理，酌情增加变换卧位的次数。

②注意各种卧位的安全，必要时使用床挡或约束具。

③如老人身体有各种管道，应先将管道安置妥当，再变换体位，翻身后仔细检查管道是否有脱落、扭曲、受压，以保持管道通畅。

2. 体位转换

（1）照护目的。

①协助不能起床的老人变换卧位，使老人感觉舒服。

②协助滑向床尾的老人从床尾移向床头，恢复舒适而安全的卧位。

（2）适用范围。

不能自行活动的老人。

（3）照护评估。

①评估老人病情、体重、意识、皮肤情况及配合度。

②评估老人自理能力、有无管道，身体有无移动障碍。

③评估老人体位是否舒适，了解肢体和各关节是否处于合理状态。

（4）照护准备。

①照护者准备：着装整洁，洗手，戴口罩。

②环境准备：整洁、安静，温度适宜（24℃-26℃），光线充足。

③用物准备：根据老人情况准备软枕。

（5）操作流程。

①方法一：一人协助翻身。

向老人解释，取得配合→如有管道，先妥善固定→协助老人仰卧，双手放于腹部→将老人肩部、臀部、下肢移至靠近照护者一侧→协助老人双腿屈曲→照护者一手扶肩，一手扶膝部→轻轻将老人转向对侧，背向照护者→协助老人下腿伸直、上腿屈曲，双腿之间放置软枕→整理床单元→洗手。

②方法二：一人协助老人移向床头。

向老人解释，取得配合→如有管道，先妥善固定→放平枕头，横立于床头→协助老人仰卧，双手放于腹部，双腿屈曲→照护者双腿适当分开→一手托住老人肩背部，一手托住臀部→将老人向床头移动→老人头部垫枕→整理床单元→洗手。

（6）注意事项。

①检查并确认床处于固定状态。

②妥善固定管道，变换体位后检查管道有无扭曲，是否通畅。

③协助转换体位时，避免拖、拉、拽等。

④翻身时注意保暖和防止坠床，保护隐私。

⑤有床挡者及时拉上床挡。

（7）健康指导。

①翻身时，照护者要遵循省力原则。

②根据老人病情及皮肤情况确定翻身间隔时间。

③如老人身体有各种管道，应先将管道安置妥当，再变换体位，翻身后仔细检查管道是否有脱落、扭曲、受压，保持管道通畅。

④为手术患者或者皮肤破损者翻身时应检查伤口敷料是否清洁干燥，如果潮湿或者脱落，及时更换。

（六）心脑血管疾病健康指导

1. 老年冠心病健康指导

（1）对于急性心肌梗死老人，在医疗条件和经济条件允许情况下，应尽早进行介入手术。

（2）对于明确诊断冠心病的老人，不用或者不规范使用抗血小板及稳定斑块、调脂治疗，一旦有诱因出现，易演变为急性心肌梗死，危及生命，因此要配合医师积极治疗。

（3）安放支架的患者，应注意健康生活方式，遵医嘱按时用药。

（4）虽然体检指标正常，但一旦发生胸闷、胸痛症状，应立即就医，避免耽误病情。

2. 老年高血压健康指导

（1）进行家庭血压监测时，每日早（起床后）、晚（上床睡觉前）各监测 2-3 次，每次间隔 1 分钟。

（2）如果两侧前臂血压相差 10-15mmHg 以上，应到医院检查。

（3）对于虚弱老人，应常规测量每日血压，发现血压低于或者高于平时规律，均应及时告知医护人员。

（4）降压不是越快越好，血压也不是越低越好，降速过快、过低的血压可能导致重要脏器血液灌注不足。高龄老人使用降压药物

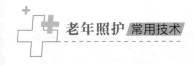
需从小剂量开始，逐渐加量使血压达标。

（5）高血压老人不能根据自我估计血压值高低而随意停药或者改变服药剂量。

3. 老年脑血管病健康指导

（1）老人发生卒中后，在病情、生命体征稳定48小时后可以开展早期康复训练。

（2）康复训练在康复科医师指导下进行。康复过程中注意动作由小到大、由简单到复杂，从近端到远端，循序渐进地进行。

（3）根据老人的皮肤受压情况调整翻身间隔时间，最长不宜超过2小时，翻身时防止拖、拉、拽等动作，保持床单元干燥、平整。

（4）进食速度宜慢，每次进食量要小，将食物从健侧放入口中，充分咀嚼吞咽后方可进食第二口。

（5）鼻饲老人喂养时应抬高床头30°-45°，进食完毕保持原来体位30-60分钟。每次喂养前应抽吸胃内残余量，当胃内残余量＞100mL时，暂停喂养或者延长喂养间隔时间。

（6）天气寒冷时不宜进行室外活动。

三、糖尿病

（一）血糖监测

老年糖尿病是指60岁及以上人群中，因胰岛素分泌绝对缺陷或胰岛素分泌相对缺陷伴胰岛素抵抗所致的高葡萄糖血症，可引发一系列急慢性并发症，是一种常见的慢性代谢性疾病。常见的急慢性并发症包括失明、肾衰竭、心血管病变、卒中和下肢截肢等。同时，老年糖尿病可增加老年综合征（跌倒、肌少症、营养不良、抑郁、痴呆、尿失禁等）及衰弱的风险。糖尿病管理中监测控制血糖是最重要的措施。

1. 照护目的

（1）为调整治疗方案提供依据。

（2）使血糖维持在接近正常而又安全的范围内，预防并发症。

（3）及时发现血糖异常。

2. 适用范围

糖尿病老人。

3. 照护评估

（1）评估老人双手手指皮肤的颜色、温度以及皮肤完整度、有无疼痛及硬结情况。

（2）评估老人心理状态、配合度。

（3）检查血糖仪与试纸是否匹配，装置是否完整，试纸是否在效期内。

4. 照护准备

（1）照护者准备：着装整洁，洗手，戴口罩。

（2）环境准备：安全、舒适、温度适宜（24℃-26℃）。

（3）用物准备：血糖仪、血糖试纸、75% 乙醇、采血针、无菌棉签、记录本、笔等。

5. 操作流程

携用物至老人身旁→向老人解释，取得配合→选择采集部位→

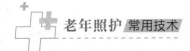
协助老人取适合体位→75% 乙醇消毒手指→取试纸插入血糖仪→乙醇自然干燥后，去掉采血针帽，在手指消毒部位向下按压穿刺→挤压手指两侧，用棉签擦拭掉第一滴血，将血滴与试纸末端接触并充满试纸测试区→采血完毕，用棉签按压穿刺点至不出血→协助老人取舒适体位→整理用物→洗手→告知老人血糖监测结果并记录。（图 2-3-1）

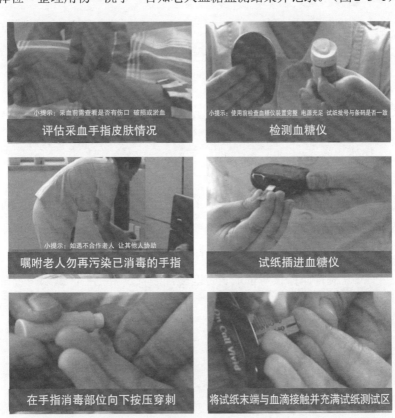

图 2-3-1　血糖监测操作流程及注意事项

6. 注意事项

（1）选择末梢循环好、皮肤薄的指尖作为穿刺点。

（2）手指用 75% 乙醇消毒两次，自然干燥后方可采血，以免影响结果。

（3）指导老人穿刺后按压局部 1-2 分钟。

（4）采血针一次性使用，采血量覆盖试纸测试区，不要追加滴血。

（5）取用试纸后应随手将瓶盖盖上，预防试纸受潮。

（6）嘱咐老人消毒后勿再触摸已消毒的手指；如遇不合作者，需让其他人协助。

（7）若血糖数值异常，应及时就医。

7. 健康指导

（1）告知老人血糖监测的目的及意义。

（2）糖尿病治疗中的常见误区。

①很少监测或只测空腹血糖。

②血糖控制达标后自行停药，导致药物代谢后的血糖波动。

③使用非正规降糖药。

④认为降糖越快越好，血糖越正常越好，从而导致低血糖反应或不耐受，建议逐步平稳降糖，个体化达标。

（3）血糖监测后用物处置：使用后的棉签、采血针、试纸应单独存放并丢弃于有害垃圾桶内。

（二）胰岛素注射

胰岛素是胰腺分泌的一种激素，也是人体内唯一的降糖激素。胰岛素就像一把钥匙，开启葡萄糖进入细胞的大门，只有进入细胞的葡萄糖才能为细胞提供动力，使人体具有正常的各种生理功能。

糖尿病患者均存在胰岛素不足，因此需要补充胰岛素，使血糖维持在正常的范围。

1. 照护目的

帮助糖尿病老人降低体内血糖，维持及促进健康。

2. 适用范围

患糖尿病且需要用胰岛素控制血糖的老人。

3. 照护评估

（1）评估注射部位有无疼痛、硬结、表皮凹陷、感染出血等。

（2）评估老人进餐时间及量、心理状态、配合度。

（3）检查胰岛素是否在效期内，有无雾样变稠、变色、结晶。

4. 照护准备

（1）照护者准备：着装整洁，洗手，戴口罩。

（2）环境准备：安全、舒适、温度适宜（24℃-26℃）。

（3）用物准备：胰岛素、胰岛素笔或注射器、一次性针头、75%乙醇、无菌棉签、记录本、笔等。

（4）药物准备：预混复温胰岛素（图2-3-2），水平滚动10次，上下翻动10次，直至呈白色混悬液。

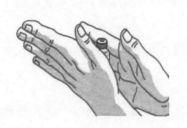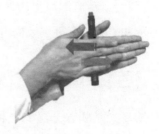

图 2-3-2　预混复温胰岛素

5. 操作流程

携用物至老人身旁→向老人解释，取得配合→选择合适的注射部位→复查胰岛素性状及复温情况→核对老人姓名、药物名称、剂量→协助老人取合适体位→75% 乙醇消毒→待乙醇自然干燥后，左手捏紧皮肤，右手进针，缓慢匀速推药，观察用药反应→推药结束后停留针头 10 秒，继续按压推注旋钮，直至针头完全拔出→注射完毕，用棉签按压穿刺点至不出血→协助老人取舒适卧位→整理用物→洗手→记录。

6. 注意事项

（1）拔出针头后，以棉签轻压穿刺点，不要按揉，避免皮下出血。

（2）注射部位消毒两次，自然干燥后方可注射。

（3）一次性针头应遵循"一人一用一丢弃"的使用原则。

（4）不能使用碘伏和安尔碘消毒皮肤。

（5）嘱咐老人消毒后勿再触摸已消毒的部位；如遇不合作者，需让其他人协助。

7. 健康指导

（1）告知老人按时按量注射胰岛素的目的。

（2）每次注射后必须卸下针头。

（3）注射部位应轮换。

（4）注射部位（图2-3-3）：腹部避开脐周、上臂三角肌下缘前外侧、大腿前外侧、手臂外侧 1/4 处和臀部。

（5）随身准备糖果、饼干等，预防低血糖的发生。

（6）未使用的胰岛素应储存于 2℃-8℃ 冰箱内，使用中的胰岛

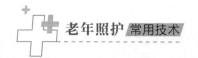

素笔芯常温下置于阴凉干燥处保存 28 天。

选择胰岛素注射部位

一、两种注射部位选择方法
1. 可以每天选择身体上不同的部位进行注射。
2. 也可以每天注射在同一部位，但要选不同的点。

二、你可以选择注射的部位
1. 左、右臂部
2. 左、右腹部（绕脐）
3. 左、右臀部
4. 左、右大腿

右臂 —— 左臂
右腹部 —— 左腹部
右腿 —— 左腿

右臂
右臀
左臀

三、假如你每天注射在同一部位，要选择不同的点
注意图片中各个注射部位的"方格"！
每次注射点都至少与上一注射点隔开一个小格！

- -

再操心一下

· 各部位的皮肤对胰岛素的吸收速度不同（速度：腹部＞手臂＞臀部＞大腿）。
· 控制餐后血糖：首选腹部（避免在肚脐周围 2cm 范围内注射胰岛素，因为此范围内的组织坚厚，易引起胰岛素吸收不均匀，导致血糖忽高忽低）。
· 爱运动的"糖友"别选上臂和大腿（肢体活动后可加速对胰岛素的吸收，导致运动后低血糖）。

图 2-3-3　胰岛素注射部位的选择与轮换

（三）糖尿病足

　　糖尿病足是糖尿病并发症之一，主要表现为足溃疡和坏疽，由浅至深可累及皮肤至骨及关节的各层组织。世界卫生组织对糖尿病足的定义：与局部神经异常和下肢远端外周血管病变相关的足部感染、溃疡和深部组织破坏。糖尿病足的诱发因素如图 2-3-4 所示。

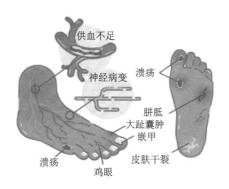

图 2-3-4　糖尿病足诱发因素

1. 照护目的

有效防止糖尿病足的发生和发展，预防足部溃疡和截肢的发生。

2. 照护评估

（1）评估老人足部外观形态、颜色、温度及动脉搏动。

（2）评估老人配合度。

3. 照护准备

（1）照护者准备：着装整洁，修剪指甲，洗手，戴口罩。

（2）环境准备：安全、舒适、温度适宜（24℃-26℃）。

（3）用物准备：脚盆、毛巾、温水（≤37℃）等。

4. 操作流程

携用物至老人身旁→向老人解释，取得配合→协助老人取合适体位→用温水洗足并按摩足部，泡足时间不超过10分钟→用毛巾擦干足部→涂抹护肤霜，防止足部皮肤开裂→穿合适的鞋袜→协助老人取舒适体位→整理用物→洗手。

5. 注意事项

（1）每日清洗足部（图2-3-5），水温以不超过37℃为宜，可用手背、手肘试温，必要时使用水温计，禁止用足试温。

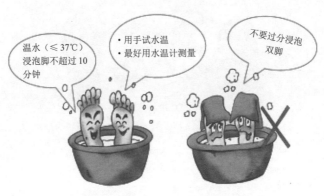

图 2-3-5　正确洗脚方式

（2）清洗足部宜用中性清洗液。

（3）擦拭足部时，应动作轻柔，选择浅色毛巾，便于发现是否有流血或渗液。

6. 健康指导

（1）告知老人足部照护的目的。

（2）每日清洗和检查足部，及早发现足部有无异常。糖尿病足的好发部位见图 2-3-6。

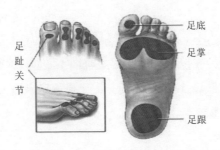

图 2-3-6　糖尿病足的好发部位

（3）正确修剪趾甲，以免引起甲沟炎。

（4）保持足部皮肤润滑，避免皮肤干燥、皲裂。

（5）预防足部外伤和冻伤，不赤脚走路；防止烫伤，不使用热水袋、电暖宝、电热毯等，不能将双脚放置在暖气片上。

（6）按摩足部，促进下肢血液循环。

（7）选择合适的鞋（宽头厚底、鞋后跟牢固、有鞋带或搭扣、鞋底内衬光滑透气）、袜（浅色，吸水、透气性好，接缝平整）。

四、阿尔茨海默病

（一）认知功能维护

1. 怀旧疗法

怀旧疗法是通过对过去事物及经验的回忆来缓解病情的一种方式，常以生命回顾的方式进行，即协助老人了解其成长过程及生命的意义，肯定自我付出的努力，提升内在力量及自我价值感。

（1）照护目的。

在安全、舒适的环境中，运用老照片、音乐、食物及过去家用的或其他熟悉的物件作为记忆触发点，唤起参与者的往事记忆并鼓励其分享、讨论个人生活经历。

（2）适用范围。

①患有轻中度阿尔茨海默病的老人。

②必须自愿、有兴趣参加怀旧疗法。

（3）照护准备。

①环境准备：舒适、安静、安全的场所，最好是固定的、不受打扰的空间。

②物品准备：老人过去的一些旧物（图2-4-1），例如老照片、音乐（老歌曲）、纪念性物品、老家具、民俗活动、报刊等，将其作为记忆触发点，唤起老人的往事记忆并鼓励其分享、讨论个人生活经历。

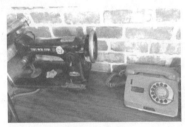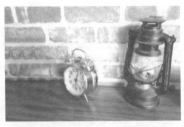

图 2-4-1　帮助唤醒记忆的旧物

③照护者准备：了解老人个性、成长背景、工作、兴趣爱好等，向家属了解老人过去最喜爱、最熟悉的人物、事情及物品等，设计安排适合老人的活动。

怀旧疗法的分类：Havlena 与 Holak 根据社会经历来自个人或集体、经验的直接或间接两个方面，将怀旧分为个人的怀旧、人际的怀旧、文化的怀旧、虚拟的怀旧四种类型。个人的怀旧是个人直接的经历，年轻时的理想、抱负、兴趣爱好；人际的怀旧是个人间接的经历，经历可来自父母、兄弟姐妹或儿孙等；文化的怀旧是集体的直接经历，例如过春节、元宵节、端午节、中秋节的一些传统习惯或风俗等；虚拟的怀旧是集体基于想象或间接经历，来自书籍、资料、图片、纪念物或影视作品等，叙述的国家、社会重大事件。

Baker 和 Kennedy 根据怀旧的来源将怀旧分为集体的怀旧、模拟的怀旧和真实的怀旧三种类型。集体的怀旧是对具有相似历史文化背景、相同生活年代人的怀旧，例如共忆历史重大事件，如 2008 年北京奥运会等；模拟的怀旧是怀念没有直接经历的过去，例如回忆古今物品，如古董收藏、邮票收集；真实的怀旧是对过去真实经历的怀念，回忆快乐成长时光，例如回忆年轻时候流行的歌曲、影视作品会让人感觉再次回到年轻时候，还可回忆当年对自己有意义的故事。

（4）操作流程。

①团体怀旧：选择对阿尔茨海默病老人不具有威胁性的主题，时长 30-60 分钟。团体怀旧可使用圆桌或围坐，使参与的老人可以看到对方，可与他人互动。通过分享，使参与的老人能回忆起自己的过去，与其他参与者分享回忆并倾听他人的生活经验，刺激参与的老人进行更深入的回想，获得被认同感及归属感。

②个体怀旧案例：杨大爷入院后反复说要回家，情绪波动较大，性格孤僻。通过向家属了解，医护人员知晓杨大爷年轻时是一名军人，曾参加过抗美援朝战争。

物品及环境准备：杨大爷年轻时的照片、奖章的照片，活动室内播放红军歌曲，桌面摆放行军水壶和雷锋包。

引导杨大爷讲述参军时的趣事，对话中适当地鼓励和赞美杨大爷，如将杨大爷的军装照片拿给他："杨大爷，您看这是谁呀？""杨大爷，您以前当过兵吗？""哇，您以前还参加过抗美援朝呀，您真厉害！""你们当时环境这么艰苦，都是怎么去的呀？""您还得过二等功呢，太厉害了，是什么原因让您得的奖章呢？"拿出奖章照片："您看，是不是这样的呀？"在对话过程中注意杨大爷的表情和语气，引导者语气要亲和，当他跑题时不要被带偏，要围绕主题。

播放电影《长津湖》，《长津湖》讲述的正是杨大爷参加的抗美援朝战争中的故事，通过它可以更加深入地挖掘杨大爷当时参军的记忆。

（5）注意事项。

①在怀旧治疗过程中应注意照护对象是否面临情绪压力，不随意中断话题、耐心倾听；依能力制定可达成的治疗目标。

②提供的信息要清晰，必要时可重复或追加问题。

③不强迫老人回想会造成压力的事件及引起不舒服的环境。

④怀旧治疗过程中要保证老人的安全，避免意外发生。

（6）健康指导。

怀旧治疗的带领者需熟悉怀旧治疗的技巧，设计安排活动时应该针对不同老人进行，要富有创意，让每位老人都有机会参与活动并分享，时长不超过45分钟。

2. 场景模拟之园艺疗法

园艺疗法是一种带有积极意义的休息活动，可起到镇静作用，有助于恢复大脑功能。通过园艺种植或盆景制作，患者注意力集中，受到一定程序的良性刺激，从而有效地控制与减少幻觉、妄想等症状出现的强度、频率和持续时间。具体方法：把种植、修剪植物，制作干花，插花，料理果实，以及治疗性的园景设计等系统安排的园艺活动，作为治疗和康复计划的媒介与工具，在人的身体、认知、社会交往、精神和情绪等方面获得正向疗效。（图2-4-2）

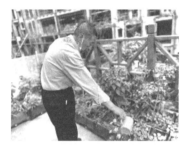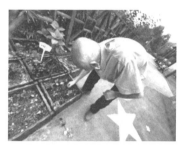

图2-4-2　园艺疗法

（1）照护目的。

以花卉培植和修剪等刺激阿尔茨海默病老人的感官和动手动脑能力，有增加活力、制造气氛、培养创作激情、树立信心的效果，有助于提高老人的社交能力，让其不在孤独的环境中思考，让老人全身动起来，训练身体的协调功能，还能刺激触觉、听觉、视觉等，让其更快恢复，增强生命力，延长生命周期。

（2）适用范围。

主要对轻度阿尔茨海默病老人有效。

（3）照护准备。

①环境准备：白天，室外无特殊天气（下雨、下雪、暴晒天气等），地面干燥，周围无阻碍物，环境安全。

②用物准备：种子、花盆、花铲等。

（4）操作流程（开展模式）。

可开展花卉及蔬果种植、花卉修剪模仿，且熟练后还可进行比赛。

①花卉盆栽、花坛制作及庭院花卉种植等各种园艺活动，让老人将植物材料按照自己的想象进行布置处理。这种活动有助于促进老人智力，使其动动脑筋，还能激发创作热情。

②花卉、蔬菜种植，老人可以种植花卉或蔬菜，管理自己的花盆或者花坛。老人专注园艺活动，有助于忘记烦恼，精神也会好一些。待到培植的花卉、蔬菜开花结果，老人得到满足的同时还会增强自信心。但为了不让老人失望，开始时宜选易于管理、易于开花的种类。

③在老人病情稳定的时候，可以进行花卉修剪比赛，让此项活动更有意义。参加集体性园艺疗法，以花木园艺为话题，产生共鸣，促进交流，有助于培养与他人的协调性，提高社交能力。

④平时在花园里种上有刺激感的花或者使人产生宁静感、放松的花，对老人的调节也是非常重要的。

（5）注意事项。

①在园艺活动中应随时注意老人的情绪及病情变化。

②根据老人的病情选择合适的园艺活动。

③实施计划后，应对操作内容、指导方法、计划等全部内容做出评价。

（6）健康指导。

①让老人及家属了解园艺疗法的意义，做好相关知识的宣教。

②在活动中避免强迫老人，减少刺激、激惹，鼓励老人参与活动。

③在活动中保护老人，防止受伤。

④园艺疗法至少每周进行 2 次，每次 30 分钟。自开始栽培至开花期为一个观察期，3 个月左右。

3. 识字、识数、拼图、画画、手工

认知功能是指人类大脑执行高级活动的功能，包括感知觉、注意、记忆、语言、思维、情绪等。认知功能障碍是认知过程一方面或多方面的损害，主要由发育和学习迟滞、脑外伤、颅脑疾病或社会文化状况所致。

（1）照护目的。

认知功能训练是对老人认知功能先做评估再进行系统及功能治疗的活动，其目的是提高老人处理和解释信息的能力，改善其注意力、记忆力、思维能力等，促进身心健康。（图2-4-3）

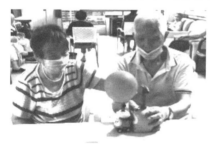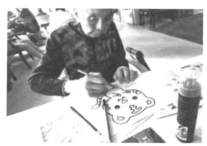

图2-4-3　认知功能训练

（2）适用范围。

主要针对存在认知功能障碍，思维紊乱，但有一定依从性的老人。

（3）照护准备。

①环境准备：舒适、安静、安全，最好是固定的、不受打扰的空间。

②用物准备：卡片、拼图用的物品、A4打印纸、彩色铅笔、彩色卡纸等。

③时间准备：每周在固定的时间进行 1-3 次活动，每次活动 45 分钟。

④照护者准备：了解老人的兴趣、爱好，针对老人的认知及动手能力制定活动内容。

（4）操作流程。

①识字、识数：将准备好的卡片放在老人面前让老人读出卡片上的文字或数字，如老人无法正确识别，照护者可先读出再让老人复述。对完成较好的老人，可以先练习简单的加减乘除或词语，逐渐增加难度。

②拼图：选用 6-12 块简单、颜色鲜艳的拼图让老人动手完成，如老人无法完成，照护者可先做示范，过程中可给予语言提示，也可选择七巧板等拼图工具。对能顺利完成的老人可逐渐选择复杂一些的拼图。

③画画、手工：在 A4 纸上作画，横向反复折叠，制作成简单的纸扇；用红色的 A4 纸折叠、粘贴制作红包，让老人在上面画画，送给来探望的家人；根据视频制作简单的折纸或绘画。照护者提前演练制作技巧，并对有难度的步骤进行适当的简化使之适合老人的认知水平。在制作过程中，将样品放在老人可以看到的地方，分解步骤做出示范。

（5）注意事项。

①认知功能训练活动需要按目标和计划实施，但不是完全固定的，需要照护者根据情况做出适当的调整。例如计划中的活动在实施时效果不理想，老人操作起来非常困难时，可以调整操作难度或更换其他活动。

②认知功能训练活动中，如果老人不配合或抗拒，应安抚其情绪，适当地鼓励与赞美，这是使老人继续积极参加活动的动力。

③认知功能训练活动过程中要保证老人的安全，避免意外发生。

（6）健康指导。

①鼓励老人积极参与活动，培养兴趣和加强五官刺激：活动可活跃脑细胞，防止大脑退化，让情绪平稳，如读书、下棋、看电视、画画等。

②频繁活动手指：除整体全身活动外，尽量多活动手指。手指活动尤其是手部的精确动作，如穿针引线、织毛衣、做手指操、做手工等都可以刺激大脑，防止大脑退化。

（二）安全照护

1. 预防跌倒

跌倒是指突发的、不自主的、非故意的体位改变，倒在地上或更低的平面上。

（1）照护目的。

预防跌倒事件的发生，避免加重病情及造成不可逆的伤害。

（2）照护准备。

①照护者准备：着装整洁，洗手，戴口罩。

②老人准备：精神状态良好，着装适宜。

③环境准备：宽敞、明亮，地面平坦、干燥，无障碍物。

④用物准备：跌倒/坠床风险评估量表、高危跌倒标志等。

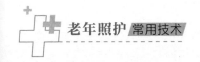

（3）操作流程。

携用物至床旁→向老人解释，取得配合→评估老人跌倒风险→根据评估结果采取预防措施→协助老人起床（3个30秒，醒后30秒再坐，坐起30秒再站立，站立30秒再行走）→穿合适衣裤、鞋袜→询问老人需求→协助老人活动→注意观察老人状况，语言提示注意事项→活动结束，协助老人取舒适体位→整理用物→洗手。

（4）注意事项。

①在活动过程中，语言提示或协助老人采取正确的活动方式。

②老人发生跌倒时，禁止立即进行体位变换，应观察其面色、表情、肢体形态并进行初步判断，如有异常，立即就医。

③老人如有老花眼、近视等视力障碍，为其配戴眼镜。

（5）健康指导。

①对有跌倒/坠床高风险的老人，做好预防措施，活动应在陪护下进行。

②指导老人坚持起床的"3个30秒"。

③指导老人穿合适的衣裤、鞋袜，预防跌倒。

④房间通道无障碍物，地面防滑，墙面设置扶手，物品合理放置。

⑤规范安全用药，阿尔茨海默病老人用药必须由照护者或者护士确保送药到口。如服用有晕眩等不良反应的药品，应减少活动。

⑥适当运动，合理膳食。

⑦指导或协助阿尔茨海默病老人选择使用合适的减少跌倒的辅助工具，如拐杖、助行器、轮椅，并指导正确使用方法。

2. 预防误食（误服药）

误食（误服药）：阿尔茨海默病老人由于记忆力受损及认知功能障碍，不能正确辨别食物及药物，易出现误食或误服药。

（1）照护目的。

通过对阿尔茨海默病老人的安全照护，预防误食（误服药）事件的发生，避免加重病情或造成不可逆的伤害。

（2）照护评估。

评估老人的认知功能程度、是否有自主活动能力。

（3）照护准备。

①照护者准备：着装整洁，洗手，戴口罩。

②环境准备：舒适、整洁，光线适宜，调节室温至 24℃-26℃。

③用物准备：口服药、执行单、温开水、吸管等。

（4）操作流程。

携用物至床旁→核对老人姓名及药物→向老人、家属、照护者解释→将可引起老人误食的物品加锁保管或放到其不易拿到的位置→询问老人是否如厕→核对老人姓名及药物→放下床挡→协助老人起身→再次核对老人姓名及药物→协助老人先用温开水润口→将口服药给老人服下→在老人服完药后接过杯子→查看老人是否将口服药全部服下→协助老人休息→拉床挡→询问老人是否有不适→整理床单元→整理用物→洗手→签执行单。

（5）注意事项。

①老人服完口服药后，照护者需查看老人口腔内是否残留药物，避免老人错服、漏服。

②当老人服用的药物较多时，应让其分次服完，避免噎呛。

③将容易引起老人误食的物品单独放置，妥善保管。

④当老人发生误食、误服药事件时，应立即告知医师，不可盲目处理。

（6）健康指导。

①阿尔茨海默病老人认知功能出现障碍，判断力减弱，对很多物品并不了解其真正用途，因此需要将这些可引起其误食的物品单独保管。

②为避免阿尔茨海默病老人错服、漏服药，服药时必须有人在旁陪伴，帮助老人将药全部服下，并检查其口腔。

3. 预防走失

走失是指阿尔茨海默病老人由于记忆力受损及认知功能障碍，出门后忘记回家的路而无法回到原地。

（1）照护目的。

预防阿尔茨海默病老人走失。

（2）照护评估。

评估老人病情、心理状态、活动能力。

（3）照护准备。

①环境准备：整洁、安全。

②用物准备：走失风险评估量表、老人信息卡、定位装置等。

（4）操作流程。

①携用物至老人身旁，进行走失风险评估，根据结果做好走失预防措施。

②协助老人佩戴信息卡及定位装置，避免老人单独活动，以防走失。

③做好家属及照护者的宣教工作。

④保持相对固定的照护者照护老人，尽量固定老人的床位，为老人建立熟悉及安全的生活环境，减少其游荡行为。

⑤根据老人情况制订个体护理计划，定期对照护者进行培训，鼓励家属参与老人的安全照护。

⑥如老人走失，应立即启动走失应急预案。

（5）注意事项。

①当老人执意外出不听劝阻时，不应强行将其带回，应避免老人情绪激惹，在拉扯过程中对其造成意外伤害。

②应随病情的变化动态评估走失风险。

（6）健康指导。

①应为老人提供安全、温暖、固定的生活环境，以利于老人的身心健康，减少走失的发生。

②应在老人衣服或显眼处缝制电话号码及联系人。

③每日起床后给老人佩戴定位装置。

④应24小时守护老人，避免其单独活动（图2-4-4）。

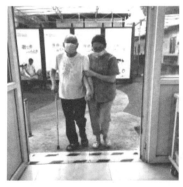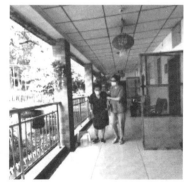

图 2-4-4　陪护行走

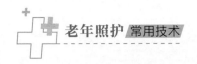

（三）精神行为照护 ✂

1. 幻觉

幻觉是指在没有客观刺激作用于相应感官的条件下而感觉到的一种真实的、生动的知觉，是一种主观体验，主体的感受与知觉相似。这是一种比较严重的知觉障碍。大约25%的阿尔茨海默病患者在患病过程中会出现幻觉。幻觉主要分为幻听、幻视、幻触、幻嗅等，最常见的是幻听和幻视。

（1）照护目的。

安抚老人情绪，避免加重其精神行为症状或造成不可逆的伤害。

（2）照护评估。

评估老人能否自主活动。

（3）照护准备。

①照护者准备：着装整洁，洗手，戴口罩。

②环境准备：走廊及房间宽敞、明亮，地面无水渍，无障碍物，无危险物品。

③用物准备：床头柜（1个）、附带床挡的病床（1张）、床上用品（1套）等。

（4）操作流程（场景演示）。

参加人员：5人（护士 A/B，医师，照护者，张婆婆）。

护士 A 巡视病房，发现张婆婆出现幻听、幻觉等精神症状。

护士 A：张婆婆，你怎么了？

张婆婆：护士，你是护士，这里有人要害我，你听，看那个人（手指向窗边）。

护士 A：张婆婆，你别怕啊，我带你离开这里，给你换个房间，好吗？

张婆婆：好，快走！快走！

护士 A 遂带张婆婆至隔壁空房间，拉上床挡，观察病情，稳定老人情绪。

护士 A 立即通知护士 B，并及时通知医师，护士 B 立即核对床号、姓名及相关情况，测量张婆婆生命体征，并记录。

护士 A 收拾易致伤的物品。

医师到达现场询问张婆婆具体情况，按张婆婆思路进行交谈并转移其注意力。

护士 A 继续做好心理护理，稳定张婆婆情绪。

护士 B 给照护者以疾病相关的照护指导。

护士 A 和照护者继续留病房看护张婆婆，防止其自伤，抚慰张婆婆至其情绪平稳，护士 A 同时安抚照护者。

护士 A 负责书写护理记录，并做好床旁交接班工作。

医师根据患者病情制订下一步诊疗计划。

（5）注意事项。

①当老人出现幻觉时，应及时了解情况并进行病情评估，陪同老人，及时安抚其情绪。与老人接触时，应态度和蔼，言语亲切，关心体贴老人，尽可能满足老人的合理要求，以建立良好的关系，让老人有安全感，对照护者有信任感。

②当老人情绪激动易出现自伤行为时应及时制止。

（6）健康指导。

①对出现幻觉、妄想的老人，照护者应了解疾病的表现，耐心

倾听老人叙述，安抚老人情绪，满足老人合理需求，采取有利于老人的照护措施，尽量减少约束。

②重视出现幻觉的老人，根据幻觉类型实施相应照护措施。对情绪紧张的老人，采用启发、开导、转移注意力等方式缓解其紧张情绪。老人情绪稳定时，应与老人多沟通，增加其对环境、人员的熟悉度，沟通内容包括住院环境、主治医师和护士等，减少陌生感。

2. 游荡

游荡是阿尔茨海默病的一种精神行为症状，通常指无目的地持续来回走动或试图走到没有指向的地方。

（1）照护目的。

缓解老人情绪，减缓老人游荡行为。

（2）照护评估。

①评估环境是否宽敞、明亮、安全。

②评估照护对象活动能力。

（3）照护准备。

①人员：在班医护人员［值班医师1人，值班护士2人（甲、乙），照护者1人］、照护对象张婆婆1人。

②物品准备：床头柜（1个）、附带床挡的病床（1张）、床上用品（1套）等。

（4）操作流程（场景演示）。

夜间，照护者发现张婆婆在房间内面无表情、漫无目的地走动。

照护者：婆婆，你怎么了？现在是晚上休息时间，你怎么还不休息呢？

张婆婆不理睬，继续在房间内游走。

照护者：婆婆，你睡不着嘛？要不我陪你走走？

张婆婆点头答应，照护者安抚并陪同张婆婆。

张婆婆：妹妹，我想回家，我找不到回家的路了。

照护者：婆婆不怕，我陪你回家，你想不想休息会？我陪你回去休息好不好？

张婆婆：好，我儿子还在家里等我呢！

照护者陪同张婆婆回到房间并根据张婆婆思路进行交谈，转移其注意力。

护士甲给照护者进行健康宣教。

护士乙和照护者继续留病房看护张婆婆，以防其自伤，等待张婆婆情绪平稳并上床休息。

张婆婆情绪逐渐稳定，游荡症状消失。最后由护士甲负责书写护理记录，并做好床边交接班工作。

如老人游荡行为严重，建议专科就诊。

（5）注意事项。

①当老人发生游荡行为时，应及时了解情况并进行病情评估，在老人情绪激动时应陪同老人，安抚其情绪，禁止与其有言语冲突或态度强硬。

②当老人情绪激动出现自伤行为时，应及时制止并立即收拾好危险物品，遵医嘱进行下一步照护。

（6）健康指导。

阿尔茨海默病老人对环境的变化较为敏感，其认知功能紊乱会降低其接受和处理刺激的能力，导致焦虑及应对外界压力的能力丧失。临床常见阿尔茨海默病老人因环境变化而感到紧张恐惧，继而引发激惹、游荡等精神行为症状。为减少环境改变而导致的应对不良，阿尔茨海默病老人居住环境应相对固定，尽量保持老人熟悉的格局、家具和物品。阿尔茨海默病老人常用物品应固定放置在显眼处，以颜色、图案、形状、名字等形式标识，便于识别。

（四）阿尔茨海默病的健康指导

阿尔茨海默病又称老年性痴呆，1994 年，世界阿尔茨海默病协会在庆祝该协会成立 10 周年之际，将每年的 9 月 21 日确定为"世界阿尔茨海默病日"，世界上许多国家都在这一天举办各种活动来宣传预防和治疗阿尔茨海默病的相关知识。

1. 什么是阿尔茨海默病？

阿尔茨海默病是一种起病隐匿的进行性发展的神经系统退行性疾病，临床上以记忆障碍、失语、失用、失认、视空间功能损害、执行功能障碍以及人格和行为改变等全面性痴呆表现为特征，病因迄今未明。

2. 阿尔茨海默病有哪些表现和症状？

阿尔茨海默病主要表现方面（图 2-4-5）：

（1）痴呆前阶段：基本不影响日常生活和工作。

主要表现：

①记忆力轻度受损。

②学习和保存新知识的能力轻度下降。

③注意力、执行力、语言功能、视空间功能轻度受损。

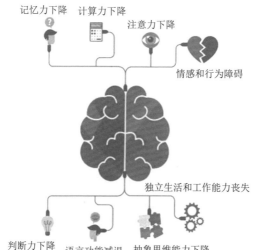

记忆力下降　　计算力下降

注意力下降

情感和行为障碍

独立生活和工作能力丧失

判断力下降　　语言功能减退　抽象思维能力下降

图 2-4-5　阿尔茨海默病主要表现方面

（2）痴呆早期：社会功能（也就是工作技能）减退，但基本生活能力保持，独立生活能力相对完整，大约持续 3 年。

主要表现：

①记忆障碍：首先出现近期记忆减退，常将日常所做的事和常用的一些物品遗忘。随着病情进展，出现远期记忆减退，即遗忘发生已久的事情和人物。

②视空间障碍：部分患者可出现外出后找不到回家的路，不能精确地临摹立体图。

③执行力下降：面对生疏和复杂的事情容易出现疲乏、焦虑和消极情绪。

④人格改变：变得不爱清洁、不修边幅、暴躁、易怒、自私、多疑等。

（3）痴呆中期：患者无法独立生活，甚至会因各种意外和并发症死亡，大约持续2年。

主要表现：

①记忆力进一步下降：记不住自己或亲人的名字，认不出身边亲人，记不住以前发生的事等。

②明显视空间障碍：如在家中找不到自己的房间。

③失用：原已掌握的知识和技巧出现明显的衰退，如工作技能逐渐丧失，穿衣、洗脸、吃饭等生活技能逐渐丧失。

④抽象思维能力、逻辑思维能力、综合分析能力下降。

⑤语言障碍：言语重复，甚至出现失语。

⑥计算力下降。

⑦失认：不认识常见物品，如见到汽车不知道叫什么。

⑧精神行为症状：性格内向的患者变得易激惹、兴奋欣快、言语增多。原来性格外向的患者变得沉默寡言、对任何事情提不起兴趣。出现妄想，幻觉；丧失羞耻感（如随地大小便）。

（4）痴呆晚期：完全丧失生活自理能力，各种行为发生退化，多在1-2年内死于各种并发症。

主要表现：上述各项症状逐渐加重。

①精神行为症状：情感淡漠，哭笑无常。

②语言功能丧失。

③吞咽困难。

④大小便失禁。

⑤四肢出现强直或屈曲瘫痪。终日无语卧床。

3. 如何早期预防、干预阿尔茨海默病?

（1）老年大脑认知功能维持的双营养理论。

（2）阿尔茨海默病发生的长期信息刺激不足与风险叠加理论。

儿童青少年期：早期教育是学习和社会信息刺激最好路径之一。

成年期：在成年期没有持续学习，大脑学习和社会信息刺激不足，深度学习不够，大脑没有得到充分有效的刺激，知识储存不够，可能直接影响老年期认知功能的维持，使老年期患阿尔茨海默病风险增加。

老年期：信息相对剥夺，表现在三个方面。

①个人信息剥夺：主要是自我剥夺。

②家庭信息剥夺。

③社会信息剥夺。

（3）阿尔茨海默病早期预防的多靶点干预理论。

（4）阿尔茨海默病的预防策略。

我们提出阿尔茨海默病的预防策略是"增强意识，早期预防，三级干预（个人—家庭—社区），久久为功"。

4. 阿尔茨海默病预防的指导

预防为主，重在意识；经常锻炼，重在坚持；社会活动，重在参与；家庭支持，重在温暖；均衡营养，重在全面；读书学习，重在过程。

5. 阿尔茨海默病的生活干预

（1）合理安排饮食。

少食多餐。以蔬菜、豆类（黄豆、豌豆）、水果和全麦作为主要食物，搭配少量至中量鱼类、家禽类和乳制品，以及少量红肉。

多补充乌龙茶、绿茶等能抗氧化的食品。减少饱和脂肪和反式脂肪的摄入（如奶制品、糕点和油炸食品）。每日进食约 28g（一小把）坚果或种子类食品，补充维生素 E。不含铁剂的多种维生素补充剂、坚果、海鲜、不饱和脂肪酸（亚油酸、DHA、火麻油）、维生素 D 等对改善认知功能及降低痴呆风险有帮助。多喝咖啡有助于预防阿尔茨海默病。

（2）心理疏导。

随着疾病进展，老人会出现情绪异常，照护者应多一些包容和理解，帮助其疏解不良情绪。特别是当老人的认知功能下降或行为症状恶化时，可通过运动、听音乐等方式疏解压力。如老人心理障碍严重，建议至专业机构咨询。

（3）增加社交及脑力活动。

老人可坚持进行一些社交及脑力活动，如上老年大学、读书、练书法、绘画、演奏乐器，或参加朋友聚会、集体度假旅游等。

（4）适度运动。

调查发现，运动是预防与延缓阿尔茨海默病的重要方式。而运动可以粗略地分为脑部运动（智力活动）、身体运动（有氧运动）及精细运动（手指活动）。脑部运动具体指一些认知功能训练，如读书看报等需要大脑保持学习运动状态的活动，刺激大脑皮层兴奋，保持大脑活力。

有氧运动对于早期阿尔茨海默病患者的认知功能障碍具有一定的干预作用。坚持每日进行 30-40 分钟中等强度的运动可以改善大脑血流量，特别是有氧运动可以加速血液循环，提高大脑的代谢及功能，达到预防阿尔茨海默病的目的。

手指有很多神经连接大脑，手指运动可以充分刺激这些神经，有助于增强脑功能，减缓或抑制阿尔茨海默病的发展。

6. 阿尔茨海默病的治疗

（1）"脑心同治"预防阿尔茨海默病。

自提倡对阿尔茨海默病进行早期预防以来，"脑心同治"理念得到广泛认可。其最大意义在于启动零级预防，在生命早期进行干预，延缓痴呆症状的发生。

非药物治疗是干预的最重要手段，它可以尽早控制危险因素，如控制血压、血糖、血脂、肥胖。此外，要保持健康的生活方式，如戒烟、地中海饮食、规律运动、认知功能锻炼、参加社会活动。

2019年，世界卫生组织发布了《降低认知功能下降及痴呆风险指南》，其中包括身体活动干预措施、戒烟干预措施、营养干预措施、酒精使用干预措施、认知干预措施、社交活动、体重管理和高血压管理等。

2020年，国际上对预防包括阿尔茨海默病在内的认知功能障碍有了更系统的建议。45岁之前，接受更多的教育有助于减少认知功能障碍的风险；45-65岁，要加强对各种慢性疾病的管控，维持健康的生活方式，比如通过服药控制血压、规律生活作息、加强运动、合理膳食等；65岁后，则要注意戒烟、预防糖尿病、保持一定的社交活动。

（2）活血化瘀法在治疗阿尔茨海默病方面的理论基础。

①中医关于阿尔茨海默病的相关论述大多见于"神呆""呆证""善忘""郁证""不慧"等病证范畴。中医认为阿尔茨海默病是一种全身性疾病，病位在脑，与心、肝、脾、肺、肾功能失常

有关，其疾病证候特征以虚为本，以实为标，本虚在于肾精不足，髓海亏虚；标实在于痰浊瘀血闭阻脑络，由年迈体虚，久病耗损而气、血、痰、郁、瘀等病邪交互作用所致。

②在阿尔茨海默病的整个过程中，肾虚髓减、血瘀、痰凝相互夹杂、互相影响，共同推动着阿尔茨海默病的发生和发展。痰瘀在体，会影响血液的状态，影响血液正常运行而致血瘀；血瘀的存在又影响津液的输布而令痰生。二者相互影响，最终导致上扰神明，使神志受损表现出痴呆的症状。

现阶段中医对阿尔茨海默病的防治主要在于补脾肾之虚，活血以逐瘀。由于老人脏腑功能退化，易出现虚症，肝肾阴虚则阳亢，脾虚则痰饮内停，体内运化失常则影响血液的运行，瘀湿上行，进而影响脑部神明，髓海不能及时充盈，导致各种病症发作。

治疗阿尔茨海默病的组方药物中，活血化瘀类中药常与补肾益精、益气养血、化痰开窍等药物一起使用，从而达到更好的治疗效果，说明活血化瘀类中药在治疗阿尔茨海默病的药物中起到重要作用。单味中药如丹参、银杏叶、三七、红花、红景天、山楂、葛根、姜黄等。复方中药如复方丹参片、通络救脑口服液、黄芪三仙汤等。

（3）有研究人员经过十多年的调查研究发现，咖啡和几个阿尔茨海默病相关的重要标志物之间存在联系，多喝咖啡可降低阿尔茨海默病的患病风险。研究称，更高的咖啡摄入量似乎与减缓大脑中淀粉样蛋白的积累有关，淀粉样蛋白则是阿尔茨海默病发展的关键因素。

（4）非药物干预的治疗策略有着安全、无副作用，可根据患者实际情况进行针对性的个体治疗安排等特点。这些措施可以分为刺激导向、行为导向和认知导向等。具体有嗅觉、听觉刺激及行为干预等。

嗅觉刺激剂的应用：薰衣草香味在芳香治疗法中可以作为一种弛缓药。研究发现它可以减少阿尔茨海默病患者跌倒的发生。以往研究也表明薰衣草芳香精油具有改善老人平衡功能的作用。另外，它在改善步态紊乱方面也有一定作用。尽管这些研究只表现了薰衣草芳香刺激剂的暂时作用，对其长期效果未做研究，但可以预见如果长时间暴露于此种芳香氛围，它对步态的稳定作用可以防止阿尔茨海默病患者跌倒。由于患者对药物治疗常常产生焦虑而使疗效降低，一般需要加大药物剂量来保证疗效，而这些药物的不良反应如意识模糊和步态紊乱等又会增大跌倒的发生率。目前，薰衣草芳香精油已广泛应用于头痛、偏头痛、焦虑、神经过敏及抑郁症等的治疗，也可作为睡眠辅助剂及失眠的非药物替代治疗。

音乐治疗：激素与人们的情绪和行为相关，尤其是包括性激素在内的类固醇激素。在阿尔茨海默病患者当中，与衰老相关的性激素减少是一个重要的危险因素，尤其是雌激素。研究表明，音乐与这些激素的水平密切相关。空间能力、音乐能力和睾酮已被证明存在着相关性，听音乐可以影响睾酮和皮质醇水平，而音乐能力和空间能力之间的密切关系由来已久。音乐治疗可通过恢复正常激素水平并抑制神经细胞损伤减缓阿尔茨海默病的进展或者使发病延迟，并通过改善空间能力减少跌倒发生率。使用音乐疗法还能避免激素替代治疗引起的不良反应。

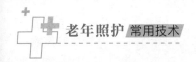
五、骨质疏松症

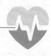

（一）骨质疏松症的照护

骨质疏松症是一种系统性骨病，其特征是骨量下降和骨的微细结构破坏，表现为骨的脆性增加，因而骨折的风险大为增加，即使是轻微的创伤或无外伤的情况下也容易发生骨折。骨质疏松症是一种多因素所致的慢性疾病。

1. 照护目的

（1）预防骨折。

（2）预防压力性损伤，增加患者舒适感。

（3）减轻疼痛，预防并发症。

2. 适用范围

重度骨质疏松症老人。

3. 照护评估

（1）全身情况：病情、意识状态、肢体活动能力、配合度、体重等。

（2）心理状态：有无紧张、焦虑。

4. 注意事项

（1）协助老人翻身时动作轻柔，不可拖、拉、拽，以免损伤。

（2）移动体位后，须用软枕垫好，以维持舒适卧位。

（3）两人协助翻身时注意动作协调轻稳。

（4）定时观察受压部位皮肤情况，避免长期受压。

（5）尽量避免负重，以免引起骨折。

（二）骨质疏松症的健康指导

正常骨骼与骨质疏松骨骼示意图如图 2-5-1 所示。

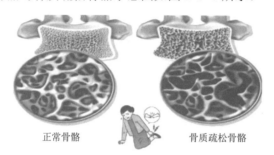

正常骨骼　　　　　　骨质疏松骨骼

图 2-5-1　正常骨骼与骨质疏松骨骼示意图

1.骨质疏松症的病因

（1）营养不均衡（蛋白质、维生素 D 缺乏）。

（2）年龄和性别（以老人居多，女性多于男性）。

（3）内分泌失调（皮质醇增多、甲状腺功能亢进、糖尿病等）。

（4）运动不足（机械性刺激）。

（5）其他（遗传、药物等）。

2.骨质疏松症的表现

初期无明显感觉；腰酸背痛，腿脚不灵便；身长缩短，驼背；掉牙；骨折；无力，易跌倒。

3.骨质疏松症的危险因素

（1）不可控因素：人种、老龄、绝经后、母系家族史。

（2）可控因素：低体重、用药情况、吸烟、过量饮酒、钙摄入

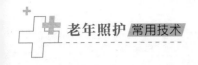

不足、缺乏锻炼等。

4. 骨质疏松症易患人群

老人，绝经后妇女，体型偏瘦者（体重指数＜19kg/m²），有骨质疏松症家族史者，户外活动少、营养不良者，慢性肠道疾病、肝肾疾病及内分泌代谢性疾病等者，生活习惯不良者。

5. 常见骨质疏松症骨折部位及骨折特点

脊柱、髋部、腕部和肩部为常见骨质疏松症骨折部位，但其他部位也可发生骨折。

（1）加重骨质疏松症：当老人骨折并卧床后，将发生快速骨丢失，会加重骨质疏松症，形成恶性循环。

（2）愈合缓慢：骨质疏松症骨折老人内固定治疗稳定性差，内固定物容易松动、脱出甚至断裂，且其他部位发生再骨折的风险明显增高，致残率、致死率很高，愈合后康复也很缓慢。

6. 骨质疏松症的治疗

（1）基础措施：改变生活习惯（营养、锻炼、日晒等），补充骨的基础营养制剂（钙、维生素 D），预防跌倒。

（2）药物治疗：促进骨矿化、骨形成，抑制骨吸收。

7. 骨质疏松症的预防

骨质疏松症严重者，即使轻微的外力也会导致骨折，甚至自身肌肉的牵引力也会导致椎体压缩性骨折。因此，应加强安全教育，告知老人注意腰肌及脊柱的保护，防止椎体压缩性骨折。如发生椎体压缩性骨折，应立即去医院就诊，绝对卧硬板床，身体不能做扭曲旋转运动，防止外伤性截瘫。

（1）一级预防：

①从儿童、青少年时期做起，增加峰值骨量。

②合理膳食。

主食：以大米、面粉、杂粮为主，精细搭配。

副食：多食含钙量多的食物，如鱼类、贝壳类、虾类、海带、奶制品、豆制品等。

（2）二级预防：

①中年以后，尤其是绝经后骨量加速丢失，因此，延缓骨量丢失是二级预防的重点。

②采取的措施：每年检查一次骨密度；坚持体育锻炼，长期预防性补钙；定期到医院诊治；注重治疗与骨质疏松症相关的疾病，如糖尿病、甲状腺功能亢进等；绝经期在医师指导下进行少量短期性激素替代治疗。

（3）三级预防：

对老年骨质疏松症患者，抑制骨吸收、降低骨转换率和加强防范，防止意外受伤。预防骨折是主要的预防措施。预防应包括以下几点：

①补充钙和活性维生素 D。

②间歇性使用抑制骨吸收药物，如阿仑膦酸钠（固邦，5mg/d）。

③经常进行户外活动和户外锻炼。

④防滑防摔，进行体位性保护。

⑤定期到医院诊治。

⑥合理营养（图 2-5-2）。

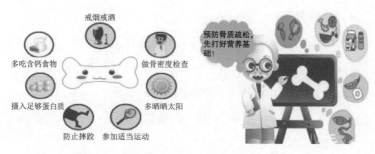

图 2-5-2　合理营养

8. 骨质疏松症老人的运动

骨质疏松症老人需运动，运动可锻炼肌肉，保护骨骼。可适当选择以下几项运动：

（1）力量训练：水中行走等力量训练，可增强肌肉力量，防止骨质疏松症。

（2）有氧运动：散步、爬楼梯等运动可锻炼双腿的骨骼，减少骨质流失。

（3）柔韧训练：柔韧训练可使身体保持平衡，防止摔倒，但要少做大幅度的运动，如弯腰、跑步等。

六、吞咽障碍

（一）鼻饲

鼻饲是指将导管经鼻腔插入胃内，从管内灌注流质食物、水分和药物的方法。

1. 照护目的

对于不能经口进食老人通过鼻饲管提供营养丰富的流质饮食、营养液或药物，以维持老人营养和治疗的需要。

2. 适用范围

鼻饲老人。

3. 照护评估

评估老人病情、配合度、心理状态、体位，以及导管有无移位、鼻饲量。

4. 照护准备

（1）照护者准备：着装整洁，洗手。

（2）环境准备：整洁、舒适、安静。

（3）用物准备：纱布、50mL 注射器、夹子或橡皮筋、别针、毛巾、管饲饮食（38℃-40℃）、温开水等。

5. 操作流程

携用物至床旁→向老人解释，取得配合→协助老人取合适体位（抬高床头 30°-45°）→洗手→检查鼻饲管有无移位，确认其位置（图 2-6-1）→铺毛巾于老人颌下→返折鼻饲管末端→打开鼻饲管末端活塞，连接注射器，抽吸胃液（图 2-6-2），见有胃液，注入少量温开水→缓慢推注鼻饲液 150-200mL（图 2-6-3）→鼻饲完毕，缓慢注入少量温开水以冲洗鼻饲管（图 2-6-4）→关闭活塞，并用纱布包裹鼻饲管末端，用夹子或别针固定于患者肩部衣服处→维持目前体位→整理床单元、用物，将注射器洗净放于清洁容器内（每日更换）→洗手。

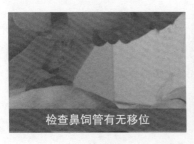
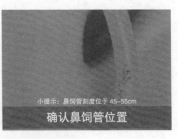

检查鼻饲管有无移位　　　　确认鼻饲管位置

小提示：鼻饲管刻度位于 45-55cm

图 2-6-1　检查确认鼻饲管情况

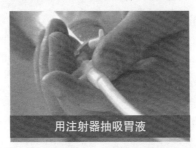

用注射器抽吸胃液

图 2-6-2　抽吸胃液

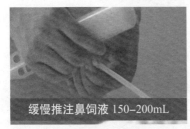
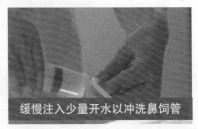

缓慢推注鼻饲液 150-200mL　　缓慢注入少量开水以冲洗鼻饲管

图 2-6-3　每次鼻饲量　　　　图 2-6-4　鼻饲后冲洗鼻饲管

6. 注意事项

（1）鼻饲前检查鼻饲管刻度（位于 45-55cm），回抽，见有胃液抽出再注入温开水。

（2）每次鼻饲量不超过 200mL，间隔时间不少于 2 小时，温度为 38℃-40℃，注入速度不宜过快。

（3）新鲜果汁与奶液应分别注入，防止产生凝块，加热饮食时可将盛鼻饲液的容器放于热水中。

（4）如要注入药物，应将药片碾碎溶于温开水中方可进行。

（5）鼻饲用物应每日更换，并对老人进行口腔清洁。

（6）鼻饲后保持鼻饲时体位 30-60 分钟。

（二）噎呛和误吸

吞咽障碍是指老人从口腔前部到贲门的吞咽通道中的某一部分结构或功能受损，不能安全有效地将食物输送到胃内。

噎呛是指进食时食物误入气管或卡在食管狭窄处，压迫呼吸道引起严重呼吸困难甚至窒息，是老人猝死的常见原因之一。

误吸是指食物残渣、口腔分泌物被吸入气管和肺内，可引起肺部反复感染。

1. 照护目的

防止或减少吞咽障碍老人噎呛及误吸的发生。

2. 适用范围

吞咽障碍老人。

3. 照护评估

（1）评估既往进食时是否有下列表现：饮水呛咳，吞咽时或吞咽后咳嗽；流涎且低头时明显；进食时发生哽噎；进食后呕吐，反复发热；进食量少，进食时间延长；频发的清嗓动作。

（2）洼田饮水试验（试验方法见后文）。

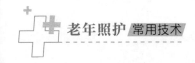

4. 照护准备

（1）照护者准备：着装整洁，洗手，戴口罩。

（2）环境准备：整洁、舒适、安静，温度适宜。

（3）用物准备：温度适宜的流质或半流质食物，合适餐具、餐巾，适量温开水，手消毒剂等。

5. 操作流程（防范噎呛、误吸的喂食方法）

无管饲患者的进食照护操作：携用物至床旁→向老人解释，取得配合→取合适的体位（能坐起的老人头稍向前倾；不能坐起的老人需抬高床头 30°-60°，偏瘫老人肩部垫高）→检查口腔是否清洁→给老人系上餐巾→喂食速度适中，待老人咀嚼和吞咽后再喂第二口→进食完毕擦净老人口唇周围残留物 →保持进食体位 30-60 分钟→清洁口腔→整理床单元→清理用物→洗手。

6. 注意事项

（1）喂食中态度要亲切，有耐心。

（2）食物中有骨头、鱼刺时应帮助老人剔去，喂汤时速度要缓慢，以防呛咳，老人一般不宜吃圆形、过于光滑或带黏性的食物（比如饼干、年糕、大块肉、馒头），以防发生噎食或黏牙，避免过干、易松散、难咀嚼、黏性高的食物。

（3）喂食速度适中，不可过快，饭菜温度要适合老人的习惯，如温度太低应及时加温。饭和菜、固体食物和液体食物应交替喂食。

（4）喂食中应尽量鼓励老人自己吃饭，老人自己吃饭时应注意观察，必要时在吃饭中给予适当帮助。

（5）老人进食时，防止仰头进食，不谈笑，减少环境干扰因素，注意观察老人进食情况及需他人帮助的程度，及时给予帮助。

（6）卧床老人进食、喝水时，头应偏向一侧。喂水时用汤匙先接触老人唇边，若是偏瘫老人，可以先从健侧嘴角喂，再缓慢喂入口中，防止吸入气管，引起呛咳。

（7）喂食量以汤匙的 1/3 为宜，先将食物放在舌上，让老人感知并自己吞咽，防止进入气管引起呛咳或噎食。

（8）进食应少量多餐，每日 5-6 餐，进食后尽量少搬动患者，不叩背、翻身，防止食物反流。

（9）进食后确保老人完全咽下食物或口中无食物后方可离开，以免残余食物堵塞呼吸道，引起窒息。

（10）对于不能自行进食且无管饲的患者，应给予喂食；对于病情危重，不能经口或不愿正常摄食的患者，临床多采用管饲饮食（照护流程见鼻饲法）。

（11）洼田饮水试验操作方法：先让患者取坐位，像平常一样喝下 30mL 水，然后观察和记录饮水时间、有无呛咳、饮水状况等，进行评价。

分级：正常，5 秒内将水一次饮尽，无呛咳；

轻度，5 秒内将水一次饮尽，有呛咳；

中度，5-10 秒内分 2 次以上将水饮尽，有呛咳；

重度，呛咳多次发生，10 秒内不能饮尽。

（三）海姆利克急救法

海姆利克急救法又名"海氏急救法"，是利用肺部残留气体，形成气流冲出异物的急救方法，是全世界抢救气管异物患者的标准方法。

1. 照护目的

清除梗塞于咽喉部的食物，保持呼吸道通畅，缓解呼吸困难。

2. 适用范围

食物或其他异物进入气管或食管狭窄处的患者。

3. 照护评估

（1）评估是否在进食。

（2）评估是否出现呛咳，不能发音，呼吸急促喘鸣，口唇、面色发绀，出现痛苦表情和用手掐住自己的颈部或意识丧失，呼吸、心跳停止等。

4. 操作流程

（1）站立位海姆利克急救（图2-6-5）。

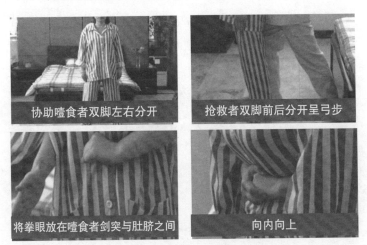

图2-6-5　站立位海姆利克急救示意图

①抢救者站在噎食者身后，协助噎食者双脚左右分开，抢救者双脚前后分开呈弓步，用两手臂环绕在噎食者的剑突与肚脐之间的腹部。

②抢救者一手握拳将拳眼放在噎食者剑突与肚脐之间的腹部。

③另一手紧握该拳，向内向上，快速、反复、有节奏地用力冲击噎食者腹部，直到堵塞物冲出。

（2）卧位海姆利克急救（图2-6-6）。

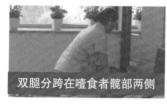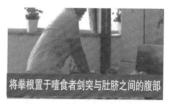

双腿分跨在噎食者髋部两侧　　将拳根置于噎食者剑突与肚脐之间的腹部

图2-6-6　卧位海姆利克急救示意图

①噎食者仰面平卧，使头后仰，开放气道。

②抢救者面对噎食者，双腿分跨在噎食者髋部两侧。

③抢救者两手重叠，十指交叉，把掌根置于噎食者剑突与肚脐之间的腹部，用身体的重量，向内向上，快速、反复、有节奏地用力冲击噎食者腹部，直至堵塞物排出。

④如看到堵塞物进入口腔，迅速用示指抠出。

5. 注意事项

（1）注意施力方向，避免损伤胸部、腹部脏器。

（2）进行现场紧急救助的同时，及时拨打120。

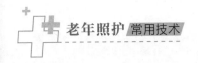

七、视力障碍

视力障碍是指视觉功能受到一定程度的损害，即丧失了部分视力，包括视觉敏锐度降低及视野损害。视力障碍是眼科最主要的症状，包括视力下降、视物模糊、眼前黑影飘动、视物变形、视野缩小、复视等。

（一）照护目的

（1）帮助老人熟悉和适应周围环境。

（2）保障老人安全，减少伤害。

（二）适用范围

视力障碍老人。

（三）照护评估

（1）评估老人病情、过敏史、用药史及不良反应史。

（2）评估老人视力受损程度、生活自理能力及配合度。

（3）评估老人心理状态。

（四）操作流程

1. 生活照护

（1）饮食：对于有视力障碍的老人，根据其身体功能状况，尽量固定摆放饭菜的位置及习惯使用的餐具。

（2）饮水：鼓励老人多饮水，但患有青光眼的老人每次饮水量不超过 300mL，间隔时间为 1-2 小时，应少量多次，防止眼压升高，加重病情。

（3）保持一定运动量，以个人身体耐受为宜。

（4）保证充足的睡眠。

（5）避免长时间阅读、看电视，不要在暗室久留。

2. 环境照护

"无障碍设计"是视力障碍老人居住环境的基本设计要求。

（1）通道便于轮椅出入。

（2）房间内不设计门槛，出入门宽敞，确保出行安全。

（3）浴室内门设计为外开式，防止意外发生时紧急处理困难。

（4）浴室需有防滑地垫及安全扶手。

（5）卧室及卫生间应安装夜间照明装置。

（6）能直接接触到身体的家具、扶手，避免尖锐及粗糙的材质。

（7）家具的选择与摆设要利于老人的使用，以方便、安全为宜。

3. 心理照护

（1）给老人提供多种视力障碍辅助工具，提高其日常生活能力，帮助其恢复自信和自尊。

（2）强化老人的触觉、感知觉，使其在心理和行为方面逐渐适应生活上的不便。

（3）关心、关爱视力障碍老人，给予他们物质、精神双方面的支持。

（4）鼓励视力障碍老人多参与文娱活动，帮助他们做好心理调整。

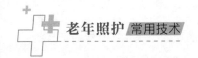

八、尿便障碍

（一）膀胱（盆底肌）康复训练

膀胱（盆底肌）康复训练又称凯格尔运动，是指老人有意识地反复收缩盆底肌群，增强支持尿道、膀胱、子宫、直肠的盆底肌力量，以增强控尿能力、减轻尿失禁症状。

1. 照护目的

（1）重建和加强盆底肌群的张力，防治尿失禁。

（2）预防盆腔脏器的脱垂。

2. 适用范围

尿失禁老人。

3. 照护评估

（1）评估老人膀胱充盈情况（在膀胱不充盈的情况下训练）。

（2）评估老人病情、意识、配合度及心理状况。

4. 照护准备

（1）照护者准备：着装整洁，洗手，戴口罩。

（2）环境准备：调节室温至 24℃-26℃。

5. 操作流程

（1）站立位：

向老人解释，取得配合→嘱老人排空膀胱→双脚分开与肩同宽（站立位）→缩紧肛门（盆底肌），维持 5-10 秒→放松休息 5-10 秒→重复缩肛和放松动作。

（2）坐位：

向老人解释，取得配合→嘱老人排空膀胱→双脚平放于地面（坐位），双膝微微分开，与肩同宽→双手放于大腿上，身体微微前倾→缩紧肛门（盆底肌），维持 5-10 秒→放松休息 5-10 秒→重复缩肛和放松动作。

（3）平卧位：

向老人解释，取得配合→嘱老人排空膀胱→平卧于床上→双膝微屈约 45°，缩紧肛门（盆底肌），维持 5-10 秒→放松休息 5-10 秒→重复缩肛和放松动作→协助老人取舒适卧位→整理用物→洗手。

6. 注意事项

（1）缓慢做缩肛动作，持续 5-10 秒，然后放松，持续 5-10 秒，反复多次，以老人能耐受为宜。

（2）快速做缩肛动作，持续 3 秒，然后放松休息 1 秒，反复多次，以老人能耐受为宜。

（3）如训练时感到腰酸背疼，说明锻炼的方法不正确，应采取正确的锻炼方法。

（4）训练时正常呼吸，不能憋气。

（5）训练根据身体情况量力而行。

（6）训练熟练后可以在盆底肌收缩期间做咳嗽、大笑等增加腹压的动作。

（7）膀胱或尿路严重感染、严重前列腺肥大或肿瘤的老人，不能进行膀胱（盆底肌）康复训练。

7. 健康指导

（1）告知膀胱（盆底肌）康复训练的目的和意义。

（2）膀胱（盆底肌）康复训练需要持续 2-3 个月，训练时注意循序渐进。

（二）直肠（肛门直肠牵张术）康复训练

直肠（肛门直肠牵张术）康复训练是针对神经系统损伤或疾病导致神经系统功能异常引起直肠排便机制发生障碍的恢复性康复治疗措施。

1. 照护目的
刺激直肠、肛门括约肌，引起肠蠕动，建立反射性排便。

2. 适用范围
神经源性直肠所致的大便失禁及便秘，神志清楚并能够主动配合康复训练的老人。

3. 照护评估
评估老人病情、意识、配合度及心理状况。

4. 照护准备
（1）照护者准备：着装整洁，洗手，戴口罩。

（2）环境准备：关闭门窗，调节室温至 24℃-26℃。

（3）用物准备：指套（或手套）、润滑油、浴巾、护理垫、卫生纸、便盆，必要时备屏风。

5. 操作流程
携用物至床旁→向老人解释，取得配合→关闭门窗（或设屏风、床帘）→嘱老人排空膀胱→协助老人取仰卧位→站于老人右侧→脱去老人右侧裤腿，盖于左腿上，右腿上盖浴巾→在老人臀下垫护理垫，协助老人屈膝仰卧→戴指套（或手套），涂润滑油→示指和中指缓慢轻柔地插入，将直肠壁向肛门一侧缓慢持续地牵拉，顺时针按 12 点—3 点—6 点—9 点—12 点的方向做环形运动，每个点位刺激肠壁 30-60 秒（5-10 次）→询问老人是否有便意及不适→操作完毕，脱去指套（或手套）→撤除护理垫→协助老人穿好裤子，取舒适卧位→整理衣裤、床单元→洗手。

6. 注意事项

（1）操作过程中动作缓慢、轻柔，注意询问老人有无不适，当老人感觉不适，嘱其深呼吸或暂停操作。

（2）操作过程中注意保暖，保护老人隐私。

（3）神志不清或无法配合治疗者、肛门和直肠局部皮肤破损或严重感染者、肛门和直肠肿瘤者、有显著出血倾向者禁止做此项操作。

（4）刺激易引发自主神经反射，注意监测老人血压。

（5）重复多次，以老人能耐受为宜。

7. 健康指导

（1）告知老人直肠（肛门直肠牵张术）康复训练的目的和意义。

（2）定时排便：养成每日定时排便的习惯，通过训练逐步建立排便反射，或每日早餐后 30 分钟内进行排便活动。

（3）合理安排饮食：增加水分和纤维素含量高的食物，多食蔬菜、水果，少量多餐。

（4）鼓励老人适当运动：如散步、做操、打太极拳等。

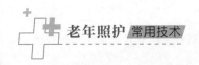

（三）使用开塞露辅助老人排便

开塞露具有促进肠道蠕动、软化粪便的作用，主要用于改善便秘症状。开塞露属缓泻药物，主要成分为甘油、山梨醇。山梨醇具有高渗作用，能够让水分进入肠腔中润滑肠道，同时还可以刺激肠道反射性蠕动，从而达到排便的作用。甘油本身具有润滑的作用，可以让坚硬的粪便软化，让肠道更容易将粪便排出。

1. 照护目的

润滑、软化大便，改善便秘症状。

2. 适用范围

便秘或排便不畅的老人。

3. 照护评估

（1）评估老人便秘情况。

（2）评估老人肛周皮肤情况、心理状态、配合度。

4. 照护准备

（1）照护者准备：着装整洁，洗手，戴口罩。

（2）环境准备：关闭门窗，调节室温至24℃-26℃。

（3）用物准备：开塞露、一次性手套、卫生纸、便盆、一次性护理垫，必要时备屏风。

5. 操作流程

携用物至床旁→向老人解释，取得配合→关闭门窗（设屏风或床帘）→协助老人取左侧卧位（裤子褪至膝盖），臀部靠近照护者→盖好盖被→臀下垫护理垫→戴手套→挤少许开塞露润滑瓶口→左手用卫生纸分开老人臀部，暴露肛门→右手持开塞露缓慢插入老人肛门→将药液缓慢挤入→左手持卫生纸轻压肛门，右手取出开塞露空瓶→按压肛门，嘱老人保持原体位 10 分钟左右再排便→如有便意，协助老人排便→清洗肛周皮肤→脱手套→协助老人穿衣裤，取舒适体位→整理用物→洗手。

6. 注意事项

（1）使用开塞露前检查开塞露前端是否圆润光滑，以免损伤肛门周围皮肤。

（2）患有痔疮的老人使用开塞露时，操作应轻缓并充分润滑；痔疮急性期（肿痛、出血等）不建议使用开塞露。

（3）对本品过敏者禁用，过敏体质者慎用。

7. 健康指导

（1）开塞露不宜长期、大剂量使用，否则会让便秘加重。

（2）防止便秘需养成良好的饮食、生活及排便习惯。

（3）对于便秘老人，根据老人情况选择开塞露使用时间。

（四）小便标本的采集

采集小便标本行物理学、化学、细菌学等检查，便于了解病情、协助诊断或观察疗效。

1. 照护目的

采集小便标本，通过实验室检查，协助疾病诊断。

2. 照护评估

评估老人病情、意识、配合度及心理状况。

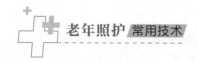

3.照护准备

（1）照护者准备：着装整洁，洗手，戴口罩。

（2）环境准备：关闭门窗，调节室温至 24℃-26℃。

（3）用物准备：粘贴标签的小便杯、手套、碘伏、棉签、纸巾、治疗巾、便盆或尿壶等。

4.操作流程

（1）无尿管标本采集。

携用物至床旁→向老人解释，取得配合→关闭门窗（设屏风或床帘）→协助老人平卧（褪下裤子至膝盖）→抬高老人臀部→放入清洁便盆→收集中段尿液到小便杯内→用纸巾擦拭会阴部→取出便盆→协助老人穿好衣裤，取舒适体位→整理用物→洗手→送检。

（2）留置尿管标本采集。

携用物至床旁→核对信息→向老人解释，取得配合→关闭门窗（设屏风或床帘）→协助老人平卧→打开被子→关闭集尿袋开关→铺治疗巾→将便盆放于床上→戴手套→反折尿管→分开尿管与尿袋的连接处→用碘伏消毒尿管末端→放出部分尿液至便盆内→再次反折尿管→收集尿液到小便杯内→反折尿管→妥善放置标本→碘伏消毒尿管末端→将集尿袋与尿管连接→打开集尿袋开关→检查管路的通畅性→取出治疗巾→脱手套→协助老人取舒适体位→整理床单元→整理用物→洗手→送检。

5.注意事项

（1）操作过程中注意保护患者隐私和安全。

（2）会阴部分泌物过多时，应先清洁再收集小便标本。

（3）从尿管留取小便标本时注意无菌操作，避免污染管路连接处。

（4）标签信息完善（注明病区、床号、姓名、住院号等）。

6. 健康指导

（1）向患者或家属说明小便标本的采集方法和注意事项。

（2）采集标本时，注意不可将大便或其他物质混入其中。

（3）使用便盆收集尿液时，便盆保持清洁干燥。

（4）小便标本收集后要立即送检。

（五）大便标本的采集

大便标本的检验结果可用于有效评估老人的消化系统功能，为协助诊断、治疗疾病提供可靠依据。大便标本分四种：常规标本、细菌培养标本、隐血标本和寄生虫及虫卵标本。

1. 照护目的

采集大便标本，通过实验室检查，协助疾病诊断。

2. 照护评估

评估老人病情、意识、心理状态及配合度。

3. 照护准备

（1）照护者准备：着装整洁，洗手，戴口罩。

（2）环境准备：关闭门窗，调节室温至 24℃-26℃。

（3）用物准备：粘贴标签的大便标本盒、便盆、棉签、纸巾等。

4. 操作流程

携用物至床旁→向老人解释，取得配合→关闭门窗（设屏风或床帘）→协助老人平卧（褪下裤子至膝部）→抬高老人臀部→放入便盆→排便后用棉签取少量大便放入标本盒，盖上盖子→清洗擦拭肛门→取出便盆→协助老人取舒适体位→整理床单元→整理用物→

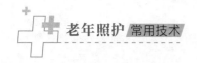

洗手→送检。

5. 注意事项

（1）操作过程中注意保护患者隐私、安全。

（2）老人有腹泻时，应留取带有黏液或脓血部分的大便。

（3）如检查寄生虫卵，应取大便不同部位或黏液部分 5-10g
送检。

（4）如检查阿米巴原虫，在采集前先用热水将便盆加温后，再
排便于便盆内，采集后立即送检。

（5）如做大便培养，老人排便于消毒便盆内，用无菌棉签取中
央部分大便或黏液脓血部分 2-5g 置于培养瓶内，盖紧瓶塞送检。

（6）完善标签信息（注明病区、床号、姓名、住院号等）。

6. 健康指导

（1）向老人或家属说明大便标本的采集方法和注意事项。

（2）在标本采集前 3 天，宜进食清淡食物。

（3）留取大便标本时，先排空膀胱，以免大小便混合影响检验
结果。

（4）标本收集后要及时送检。

（六）留置尿管

留置尿管是指在严格无菌操作下，将尿管经尿道插入膀胱引流
尿液的方法。

1. 照护目的

为留置尿管的老人更换集尿袋，防止泌尿系统感染。

2. 适用范围

留置尿管的老人。

3. 照护评估

（1）评估老人病情、意识、心理状态及配合度。

（2）评估置管时间、尿管有无移位、尿管是否通畅。

4. 照护准备

（1）照护者准备：着装整洁，洗手，戴口罩。

（2）环境准备：关闭门窗，调节室温至 24℃-26℃。

（3）用物准备：治疗盘、一次性引流袋（集尿袋）、碘伏、无菌棉签、血管钳、一次性手套、治疗巾、便盆，必要时备屏风。

5. 操作流程

携用物至床旁→向老人解释，取得配合→协助老人取平卧位→打开老人盖被，暴露引流管和尿管连接处→将治疗巾铺于引流管接头处下面→用血管钳夹闭尿管开口上端 3-5cm 处→戴手套→两手分离尿管和引流管（尿管开口处不可接触他物，以防污染）→取下引流管→取手套→洗手→用无菌棉签蘸取碘伏由内向外消毒尿管末端开口处（消毒 2 次）→洗手→戴手套→检查集尿袋效期，打开封口→拿出集尿袋→取下集尿袋管口保护套（管口不可触及他物，以防污染）→将集尿袋管口与尿管末端相接→调整引流管长度并固定于床边（引流管长度以能满足翻身的需要为宜）→松开、取下血管钳→打开引流管开关→观察尿液引流是否通畅→撤去治疗巾→脱手套→洗手→协助老人取舒适体位→整理老人衣被、床单元→记录时间→整理用物→洗手。

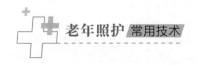

6. 注意事项

（1）操作规范，注意无菌技术操作原则。

（2）集尿袋和引流管的位置不可高于耻骨联合，防止尿液反流。

（3）注意观察尿液，如发现异常（尿液混浊、有异味或颜色改变），及时报告。

（4）嘱老人多饮水，达到内冲洗的目的，活动时防止尿管脱出，避免尿管受压、扭曲或尿管与引流管分离。

7. 健康指导

（1）留置尿管后，保持引流的密闭性。若尿管脱出或密闭性受到破坏，应立即更换尿管。

（2）沐浴或擦身时注意对尿管的保护，不能把尿管浸入水中。

（3）妥善固定尿管，避免扭曲、受压；集尿袋的位置低于膀胱水平，避免接触地面，防止逆行感染。

（4）尿液超过集尿袋 2/3 时应及时放掉尿液，避免集尿袋的出口触碰到收集容器。

（5）训练膀胱功能时，间歇性夹闭尿管（定时打开尿管排尿，每 2-3 小时打开关 5 分钟）。

（七）尿潴留

尿潴留是指膀胱内充满尿液而不能正常排出，分为完全性尿潴留和不完全性尿潴留。

1. 照护目的

尿液自主排至体外，缓解膀胱过度充盈。

2. 照护评估

评估老人病情、膀胱充盈情况、心理状况及配合度。

3. 照护准备

（1）照护者准备：着装整洁，洗手，戴口罩。

（2）环境准备：关闭门窗，调节室温至 24℃-26℃。

（3）用物准备：毛巾、水盆（内盛 50℃-60℃温水）、便盆、纸巾，必要时备屏风。

4. 操作流程

（1）听流水声。

向老人解释，取得配合→关闭门窗（设屏风或床帘）→保持环境安静→扶老人到卫生间并坐于坐便椅上→打开水龙头（或者用水杯来回倒水）→保证老人能清楚听到流水声→老人如有尿意，协助老人排尿→排尿后协助老人穿好衣裤，取舒适体位→整理床单元→整理用物→洗手。

（2）热敷＋按摩。

携用物至床旁→向老人解释，取得配合→关闭门窗（设屏风或床帘）→协助老人平卧→暴露下腹部→用 50℃-60℃的热毛巾热敷老人下腹部 5-10 分钟→照护者双手五指并拢，双手横放于老人下腹部→从上至下按摩→老人如有尿意，协助老人排尿→协助老人穿好衣裤，取舒适体位→整理床单元→整理用物→洗手。

5. 注意事项

（1）按摩时确保部位正确、力度适中，以老人能耐受为宜。

（2）膀胱充盈时禁止按摩，防止膀胱破裂，同时防止尿液反流。

（3）严重尿潴留者行药物治疗或导尿术。

6. 健康指导

（1）合理饮食：忌酒及辛辣刺激性食物，多食用低脂低盐食物，如西红柿、黄瓜、莴笋、山药等。

（2）养成定时排尿的习惯，不憋尿，睡前少喝水，避免夜尿增多。

（八）肠造口

由消化系统疾病（如溃疡性结肠炎、直肠癌等）引起的病变肠管，需要通过外科手术进行分离，将肠管的另一端引出体表而形成的一个开口，称为肠造口。

1. 照护目的

（1）防止肠造口皮肤感染、造口脱垂、造口旁疝等并发症的发生。

（2）维护老人的自尊，增强老人的自信。

2. 适用范围

肠造口老人。

3. 照护评估

（1）评估造口周围的皮肤情况和造口袋内排泄物的量、颜色及气味。

（2）评估老人配合度。

4. 照护准备

（1）照护者准备：着装整洁，洗手，戴口罩。

（2）环境准备：关闭门窗，调节室温至 24℃-26℃。

（3）用物准备：毛巾、脸盆（内盛温水，35℃-37℃）、软毛巾、护理垫、造口尺、一件式肠造口袋、剪刀、造口粉、棉签、3M 液体敷料、手套、医疗废物袋，必要时备防漏膏、屏风等。

5. 操作流程

携用物至床旁→向老人解释，取得配合→关闭门窗（设屏风或床帘）→洗手→戴口罩→协助老人平卧→打开被子→将护理垫垫于老人身下→暴露造口部位→洗手→戴手套→一手固定皮肤→另一手自上而下缓慢揭除底盘→用小毛巾蘸水擦洗造口及周围皮肤→用干毛巾擦干造口及周围皮肤→评估造口周围皮肤情况→选择合适的造口底盘和造口袋→用造口尺测量造口大小→按照标注刻度裁剪造口底盘开口的大小→涂撒造口粉→喷 3M 液体敷料→除去底盘的保护纸→将底盘沿着造口黏膜紧密地贴合在皮肤上→用手从下往上按紧粘胶→轻轻牵拉造口袋检查是否扣牢→嘱老人轻捂造口部位 10 分钟左右→协助老人取舒适卧位→整理用物→洗手。

6. 注意事项

（1）动作轻柔，避免损伤皮肤。注意保暖，保护老人隐私。

（2）造口袋洞口应大于造口 1-2mm，防止摩擦造口皮肤。

（3）造口袋紧贴皮肤，更换后可指导轻捂 10 分钟左右，防止排泄物渗漏。

（4）清洗造口及周围皮肤时，勿用消毒液（酒精、碘伏、过氧化氢），用清水即可；黏造口底盘前，如果有皮肤不平处，可涂防漏膏填平。

（5）对于毛发重的老人，黏造口底盘前，用脱毛膏将毛发去除，避免造成皮肤损伤形成毛囊炎。

7. 健康指导

（1）术后 1-3 个月避免提重物和参加重体力劳动。

（2）造口袋内容物 1/3 满或有渗漏时应及时更换。

（3）适量运动，运动时用造口腹带约束，以增加腹部支撑力，避免出现造口旁疝。

（4）穿棉质、宽松的衣裤，裤腰不要压迫造口。

（5）少进食易产气和产生异味的食物，如洋葱、芹菜、蒜等蔬菜及啤酒等有气的饮料；腹泻期间宜使用开口式造口袋，以便排放。

（6）宜选择在饮食前或饮食后 2 小时更换造口袋，或根据患者排便习惯而定。

（九）膀胱造口

膀胱造瘘术是切开膀胱后置入导管引流尿液，暂时或永久性解决老人排尿困难的手术治疗。

1. 照护目的

（1）防止膀胱造口皮肤感染、造瘘管道脱出。

（2）维护老人的自尊，增强老人的自信。

2. 适用范围

膀胱造口老人。

3. 照护评估

（1）评估膀胱造口周围皮肤情况和尿液的颜色、性状、量。

（2）评估老人配合度。

4. 照护准备

（1）照护者准备：着装整洁，洗手，戴口罩。

（2）环境准备：关闭门窗，调节室温至 24℃-26℃。

（3）用物准备：棉签、碘伏、生理盐水、胶布、Y 形纱布、手套、医疗废物袋，必要时备屏风等。

5. **操作流程**

携用物至床旁→向老人解释，取得配合→关闭门窗（设屏风或床帘）→洗手→戴手套→将造口敷料轻轻揭下→观察造口周围皮肤是否红肿→用碘伏消毒皮肤，从造口旁由内向外环状消毒→用碘伏消毒尿管→用生理盐水棉签消毒造口及尿管（方法同上）→用无菌 Y 形纱布覆盖膀胱造口→用胶布固定→脱手套→协助老人取舒适卧位→整理用物→洗手。

6. **注意事项**

（1）造口处消毒范围直径大于 5cm，造口处及尿管消毒 3 次。

（2）每日更换造口敷料，轮换胶布粘贴位置，减少对皮肤的刺激。

7. **健康指导**

（1）术后 1-3 个月避免提重物和参加重体力劳动。

（2）保持造口清洁干燥，密切观察造口有无红肿、渗液等情况，若造口处或尿液存在异常情况，及时就医。

（3）妥善固定尿管，避免扭曲、受压；集尿袋位置低于膀胱水平，避免接触地面，防止逆行感染。

（4）尿液超过集尿袋 2/3 时应及时放掉尿液，避免集尿袋的出口触碰到收集容器。

（5）酌情增加饮水量，达到内冲洗的目的，以防感染或结石形成。

（6）洗澡采用淋浴，避免盆浴，以防逆行感染。

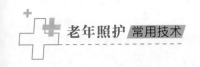

九、皮肤照护

（一）卧床老人皮肤观察

随着年龄增长，皮肤的结构和功能会呈现特征性的衰老症状，对于老人的一些特征性皮肤表现，及时采取防范及治疗措施，有助于减少和控制皮肤问题对老人的危害。老人皮肤特点为皮肤变薄、变皱，干燥；调温功能下降，耐寒性降低，感觉功能下降；血液流动性下降；抗紫外线能力降低（图2-9-1）。

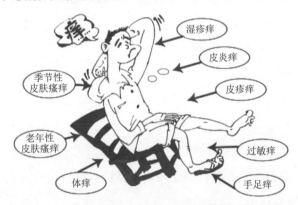

图 2-9-1　老人皮肤常见问题

1.照护目的

观察老人皮肤的色泽、弹性、清洁性及完整性，及时发现老人皮肤异常，及时处理。

2.适用范围

卧床老人。

3. 照护准备

（1）照护者准备：着装整洁，洗手，戴口罩。

（2）环境准备：关闭门窗，调节室温至 24℃-26℃。

（3）用物准备：必要时备手套、手消毒剂等。

4. 操作流程

向老人解释，取得配合→解开老人衣裤→依次检查颈部、胸部、腋下、腹部、会阴部→协助老人侧卧，背部朝向照护者→依次检查老人耳郭、枕部→暴露并检查肩胛部、背部、肘部、骶尾部、髋部、肛周→上身盖上盖被→检查膝关节内外侧、内外踝、足跟、足趾→盖好盖被→转至老人对侧→协助老人侧卧，同法依次检查另一侧对应部位皮肤→整理衣裤→协助老人取舒适体位→整理床单元、用物→洗手。

5. 注意事项

（1）协助老人翻身时应避免拖、拉、拽。

（2）注意观察皮肤色泽、温度、湿度及完整性，若发现问题（如破溃、皮损、颜色异常），及时处理。

（3）从头到脚观察，勿遗漏。

（4）检查时注意询问老人有无感知觉变化，耐心听取老人主诉。

（5）卧床老人每次便后用温水或专用皮肤清洗剂清洗并擦干。

（二）失禁性皮炎

失禁性皮炎是指慢性或反复接触尿液或大便导致皮肤出现以红斑、伴或不伴水疱、侵蚀或皮肤屏障作用缺失等为主要表现的炎症反应，是大便失禁和（或）尿失禁患者常见的皮肤问题。皮肤解剖结构模式图如图 2-9-2 所示。

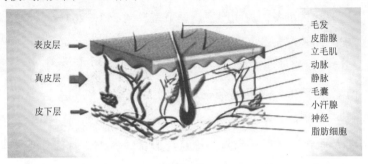

图 2-9-2　皮肤解剖结构模式图

1. 照护目的

保持皮肤的完整性，让老人舒适。

2. 适用范围

（1）失禁老人。

（2）频繁腹泻老人。

（3）皮肤出现压力性损伤或既往出现压力性损伤或失禁性皮炎但目前已愈合的老人（图 2-9-3）。

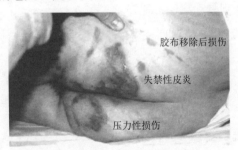

图 2-9-3　适用范围

（4）留置尿管伴漏尿的老人。

3.照护评估

（1）评估老人大小便排泄情况。

（2）评估老人会阴部、臀部、肛周、大腿内侧皮肤情况。

4.照护准备

（1）照护者准备：着装整洁，洗手，戴口罩。

（2）环境准备：关闭门窗，调节室温至24℃-26℃。

（3）用物准备：水盆（内盛42℃左右温水或中性清洗液）、柔软毛巾、护肤品、失禁护理辅助用品、手消毒剂等。

5.操作流程

携用物至床旁→向老人解释，取得配合→协助老人脱裤至膝部→依次检查会阴部、腹股沟、老年男性阴囊/老年女性阴唇、大腿内侧→协助老人侧卧→检查骶尾部、肛周、臀部皮肤→若有污渍，局部清洗（有失禁性皮炎者，清洗后使用皮肤保护剂）→整理衣物→协助老人取舒适体位→整理床单元→整理用物→洗手。

6.注意事项

（1）清洗时动作应轻柔，避免用力擦洗。

（2）选择中性清洗液，避免刺激皮肤。

（3）选用滋润皮肤保护剂，皮炎患者有感染时遵医嘱使用抗菌药物。

7.健康指导

（1）床单元应保持清洁、平整、干燥，更换体位时避免拖、拉、拽。

（2）失禁性皮炎老人每次便后及时用温水或专用皮肤清洗液清洗，清洗后应及时使用皮肤保护剂。

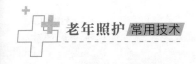

（三）压力性损伤

压力性损伤是指由于强烈和（或）长期存在的压力或压力联合剪切力导致的骨隆突处、医疗或其他器械下的皮肤和（或）软组织的局限性损伤（图2-9-4）。

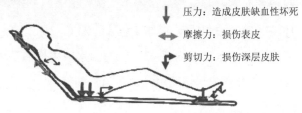

压力：造成皮肤缺血性坏死

摩擦力：损伤表皮

剪切力：损伤深层皮肤

图2-9-4　压力性损伤病因

1.照护目的

保持皮肤的完整性，预防压力性损伤发生，避免加重病情、延长康复时间。

2.适用范围

所有卧床及压力性损伤高风险老人。

3.照护评估

评估老人营养状况、局部皮肤状况及压力性损伤危险因素。

4.照护准备

（1）照护者准备：着装整洁，洗手，戴口罩。

（2）环境准备：关闭门窗，调节室温至24℃-26℃。

（3）用物准备：床刷、水盆（内盛42℃左右温水）、毛巾、浴巾、乳液、软枕、手消毒剂等。

5.操作流程

携用物至床旁→向老人解释，取得配合→协助老人侧卧，背部朝向照护者→暴露背部及骶尾部→检查受压部位皮肤，将浴巾铺于背及臀下→用温热毛巾螺旋形由腰骶部向上按摩至肩部→双手掌心蘸适量乳液，螺旋形从老人骶尾部开始，沿脊柱两侧边缘向上按摩至肩部，再轻轻滑至臀部，如此反复数次→用浴巾擦净背部，整理衣物→协助老人取舒适体位→整理床单元、用物→洗手。

易受压部位如图 2-9-5 所示。

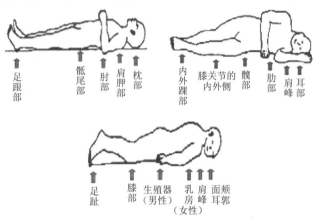

图 2-9-5　易受压部位

6. 注意事项

（1）翻身时应避免拖、拉、拽。

（2）一般 2 小时翻身一次，必要时 1 小时翻身一次。

（3）不可让老人直接卧于橡胶单上，必须铺中单或其他棉制品。

（4）每日在更换体位和进行护理活动时至少检查皮肤一次。

（5）选择适当的减压装置。

（6）如果老人皮肤有异常（发红、破溃等），严禁按摩。

（7）对于卧床老人应制订包括翻身频率、方法、所需辅助工具等在内的合理的体位变换计划。

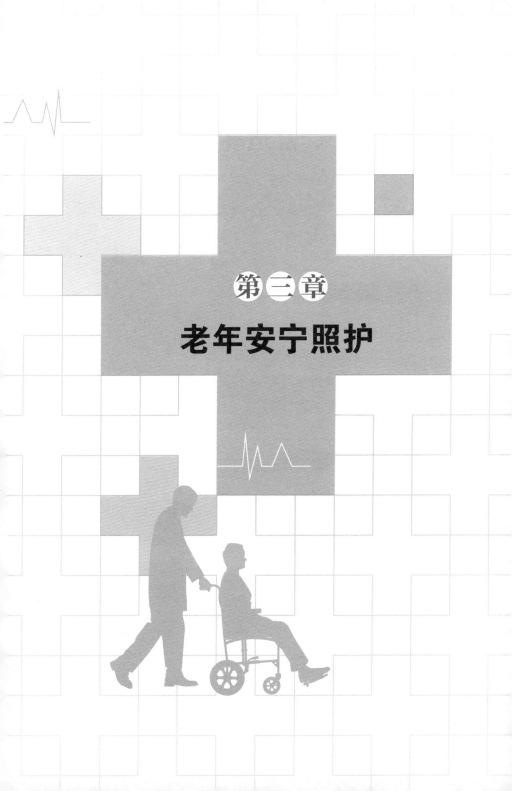

第三章

老年安宁照护

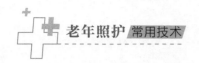

一、舒适环境

舒适环境是指可以让老人身心感到放松、满意、自在，没有痛苦和负面情绪的一种环境。

（一）照护目的

（1）满足老人合理的生活需求。

（2）增加老人的舒适体验。

（3）体现人文关怀。

（4）提升老人及家属的满意度。

（二）适用范围

安宁疗护老人及家属。

（三）照护评估

评估环境温湿度、通风性、噪声、光线、隐私性、装饰、安全、个性化。

（四）照护准备

（1）照护者准备：着装整洁，洗手，戴口罩。

（2）用物准备：芳香仪、精油、绿植、鲜花，必要时备心灵关怀用物等。

（五）操作流程

（1）温湿度：房间温度保持在 24℃-26℃，相对湿度以 50%-60% 为宜。

（2）通风：每日通风 2 次，每次半小时以上。

（3）噪声：病区较理想的噪声强度为 35-40dB。对声音较敏感的老人，应酌情调整。

（4）光线：病室内自然光线充足最佳。若光线不足，可选择明亮柔和的灯光进行调节。

（5）隐私：设置隔帘，保证每位老人的相对隐私；病室内还应设置有独立的卫生间；进行治疗操作时，注意遮挡保护老人的隐私部位。

（6）装饰：体现温馨舒适，尽量选择暖色调，如浅粉色、米色等色系，根据老人的喜好布置病室环境。

（7）安全：在老人活动区域安置扶手、栏杆等安全防护装置；在病室、卫生间等安置呼叫装置；安装床挡，防止坠床。

对于行动不便的老人，应有专门的照护者，避免老人自己料理而发生意外。

（8）个性化：①适宜的活动空间。②家庭套房，可配置独立的冰箱、洗衣机、电视、沙发、陪伴床等。③心灵关怀。④功能区：设置评估室、沐浴间、配膳间、心理疏导室、陪伴区等。

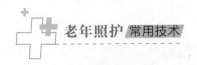

（六）注意事项

（1）医院环境需要考虑住院老人的视觉需要，清洁优美的环境，即是一种良性刺激。

（2）工作人员要做到"四轻"：说话轻、走路轻、关门轻、操作轻。

（3）物品摆放合理，保障老人安全。

（4）根据老人需求布置房间环境，体现人文关怀。

（七）健康指导

（1）环境的布置需要考虑老人的需求，增加老人居住舒适度。

（2）在条件允许的情况下，设置一个户外活动空间，让老人有亲近大自然、沐浴阳光的地方。

（3）独立的环境会让老人更加舒适，有利于保护老人隐私。

二、疼痛

疼痛是与组织损伤，或潜在的组织损伤，或类似损伤相关的令人不愉快的感觉和情感体验。疼痛具有积极的警示意义，在一定程度上还影响人们的生活质量。一般的急性疼痛可能是由外伤、炎症或手术引起的，一些慢性疼痛持续的时间相对长些。

（一）照护目的

（1）进行个性化干预，减轻疼痛程度。

（2）调节不良情绪，缓解焦虑。

（3）降低疼痛发生率，增加舒适度。

（4）提高生活质量，维护尊严。

（二）适用范围

疼痛老人。

（三）照护评估

1. 基本原则

疼痛评估是进行合理、有效治疗的前提，应当遵循"常规、量化、全面、动态"的原则。老人的主诉是疼痛评估的核心标准。

2. 评估时机

应当在老人入院后 8 小时内进行首次评估，并且在 24 小时内进行全面评估，在治疗过程中应及时、动态评估。

3. 评估工具

（1）能交流老人的评估：视觉模拟评分法（VAS）、数字分级评分法（NRS）、语言分级评分法（VRS）、面部表情疼痛评估法（FPS-R）、简明 McGill 疼痛问卷（SF-MPQ）、简明疼痛评估量表（BPI）等。

（2）无法交流老人的评估：行为疼痛评估工具、面部表情疼痛评估法（FPS-R）。

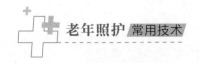

（四）照护准备

（1）照护者准备：着装整洁，洗手，戴口罩。

（2）环境准备：清洁、舒适、安全，温度适宜（24℃-26℃）。

（3）用物准备：疼痛评估工具、疼痛护理记录单、笔等。

（五）操作流程

（1）自我介绍（您好，我是您的责任护士/值班护士×××）。

（2）核对老人基本信息。

（3）向老人说明疼痛评估的目的、意义及注意事项。

（4）评估老人疼痛的部位、性质、程度、发作频率、持续时间、诱发因素、缓解因素、伴随症状，以及对生活及心理的影响。

（5）选用合适的评估工具。

①数字分级评分法："现在我将用数字分级评分法为您评分，在这个尺子上，0表示不痛，10表示您认为的最剧烈的疼痛，请选择一个数字来表达您现在的疼痛。"得出疼痛评估结果。

②面部表情疼痛评估法："现在我将用面部表情疼痛评估法为您评分，有从微笑、悲伤到痛苦的哭泣6种表情来表达不同的疼痛程度，请选择一张最能表达您的疼痛感受的表情图画。"得出疼痛评估结果。

（6）疼痛干预方法：

①皮肤刺激疗法：热敷、冷敷、按压、按摩等（放射治疗区域禁忌热敷、冷敷，肿瘤病变区域不宜热敷）。

②放松法：如腹式深呼吸、放松冥想、音乐疗法等。

③转移注意力法：听音乐、看电视、做手工、与人交谈等，学会自我克服不良情绪。

④增强信心法：经常主动与老人沟通，通过望、问、关心、交谈等来探索老人各种心理状态，建立良好关系，增强其信心。

（7）照护者通过老人面部表情、肢体情况判断老人有无疼痛，当老人发生疼痛时，协助老人取舒适体位。可通过皮肤刺激疗法来缓解疼痛，或者安慰、陪伴、抚触老人，如不能缓解，及时就医。

（8）医务人员可通过疼痛评估的方法来评估老人疼痛情况，如疼痛程度较低，可通过转移注意力或者采用深呼吸等方法来缓解疼痛；如疼痛程度较高，可通过医疗手段来进行镇痛治疗，比如口服、肌内注射、静脉泵入镇痛药物来缓解疼痛。

（六）注意事项

（1）使用合适量表。

（2）评估时根据老人情况选用评估量表。

（3）整个疼痛病程中使用同一种评估量表。

（4）居家老人：建议记录疼痛日记，包括居家期间的疼痛变化、服药情况以及药物不良反应程度，以便接受随访时向医护人员提供准确的信息。

（5）相信老人的主诉，老人主诉是疼痛评估"金标准"。

（七）健康指导

（1）用药方面：使用镇痛药物时，密切监测药效持续时间及不良反应（常见不良反应：便秘、针尖样瞳孔、口干等）。

（2）心理指导：观察老人心理反应，关心、理解、尊重老人，鼓励老人表达自己的疼痛感受。

（3）康复指导：告知老人及其家属疼痛的原因和诱发疼痛的因素，减轻或避免疼痛发生的方法，包括听音乐、分散注意力等放松技巧。

（4）饮食指导：易消化、清淡饮食，少食多餐，多吃富含纤维食品。

三、淋巴水肿

水肿是指过多液体积聚在组织间隙致使全身或局部皮肤紧张、发亮，原有皮肤皱纹变浅或消失，甚至有液体渗出的现象。终末期患者发生的水肿大致分为淋巴水肿、非淋巴水肿及混合型水肿，其中淋巴水肿是指机体某些部位淋巴液回流受阻引起的水肿，常为继发性。

（一）照护目的

（1）减轻及控制肢体肿胀。

（2）预防或减缓皮肤感染。

（3）减轻焦虑、抑郁情绪。

（4）增加舒适度，提高生活质量。

（二）照护评估

（1）评估全身情况：导致淋巴水肿的可能原因，淋巴水肿对老人身、心、灵的影响。

（2）评估局部情况：水肿发生部位、持续时间，皮肤颜色、弹性、饱满度，患肢肿胀率。肿胀部位皮肤有无破损，是否出现感染和炎症，如皮肤是否出现红、肿、热、触痛等。

（3）适宜老人的按摩油。

（4）评估禁忌证：急性感染期、重症心律不齐、心源性水肿、甲状腺功能亢进、深静脉血栓形成、按摩部位有皮肤炎症或破损、皮肤转移癌及局部肿块禁忌按摩。

（三）照护准备

（1）照护者准备：着装整洁，洗手，剪指甲，戴口罩。

（2）环境准备：安静、舒适、安全，温湿度适宜，光线柔和。

（3）用物准备：装有温水的盆、毛巾、按摩油等。

（四）操作流程

1. 上肢淋巴水肿

（1）露出需按摩部位，指导老人深呼吸。

（2）双手从颈部按摩至双侧锁骨，轻柔缓慢向前向内做 20 次。

（3）按摩健侧腋下，从腹侧开始，向上向内做 20 次。

（4）按摩健侧胸部 1/3 处，将液体引流至健侧，

（5）按摩胸部中间，再按患侧胸部，各做 20 次。

（6）按摩患侧腋下，从腹侧开始，向上向内做 20 次，

（7）上臂分上、中、下三段，向上各按摩 20 次。

（8）前臂亦分上、中、下三段，向上各按摩 20 次。

（9）结束时指导老人再缓慢呼吸 3 次。

2. 下肢淋巴水肿

（1）开始时指导老人先缓慢深呼吸 3 次，促进淋巴液回流。

（2）双手从颈部按摩至双侧锁骨，轻柔缓慢向前向内做 20 次。

（3）按摩健侧腹股沟（鼠蹊部），向外向上做 20 次。

（4）按摩耻骨上方，向上做 20 次。

（5）按摩患侧腹股沟（鼠蹊部），向外向上做 20 次。

（6）大腿分上、中、下三段，向上各按摩 20 次。

（7）小腿亦分上、中、下三段，向上各按摩 20 次（腘窝淋巴结也要按摩）。

（8）结束时指导老人再缓慢呼吸 3 次。

（五）注意事项

（1）关爱患者，动作轻柔，边操作边进行有效的沟通，特别对于按摩部位肿胀明显者，应注意力道。

（2）按摩前充分评估，尤其注意按摩禁忌证。

（3）注意局部皮肤的清洁，必要时镇痛治疗。

（4）潮湿皮肤或开放性伤口处，不宜使用按摩油。

（六）健康指导

（1）指导老人穿宽松及棉质的衣物，抬高水肿的部位，增加淋

巴液回流的速度。

（2）起床活动时应渐起渐坐，防止跌倒。

（3）进行皮肤清洁时，建议使用 pH 值为中性的皂液，避免使用肥皂，保证肿胀部位皮肤的湿润，可使用润肤露，建立皮肤的保护层。

（4）给予富含蛋白质、维生素，高热量、易消化的食物，同时应低盐、低脂肪，限制水和钠的摄入量。

（5）早期评估患者对淋巴水肿知识的掌握程度，并提供持续的信息、资料和教育计划，提高自我管理水平。

四、安宁抚触

安宁抚触指抚触者双手对被抚触者的皮肤各部位进行有次序的、有技巧的抚摸，是让大量温和、良好的刺激通过皮肤感受器传达到中枢神经系统，产生生理效应的一种护理方法。临床研究发现，护理人员或家属对患者进行面部、头部、手部及肩部抚触时，大多能起到舒缓患者紧张情绪、减轻痛苦的作用。对于神志不清的老年患者，抚触能使他们对外界的刺激变得灵敏，使失灵的感觉器官得到补偿，长期坚持，老人的反应会大大提高。

（一）照护目的

（1）舒缓紧张情绪，减轻痛苦。

（2）补偿失灵的感觉器官，提高反应性。

（3）提高照护水平，改善护患关系。

（4）增加舒适度，提高生命质量。

（二）适用范围

生命末期患者、老年患者。

（三）照护评估

（1）评估老人病情、皮肤及精神状态。

（2）评估环境是否安静、安全，病室温度是否适宜。

（四）照护准备

（1）照护者准备：着装整洁，清洗并温暖双手。

（2）环境准备：关闭门窗，调节室温至 24℃-26℃，有条件时可以用屏风遮挡。

（3）用物准备：润肤乳/液/油、纸巾等。

（五）操作流程

携用物至床旁→向老人及家属解释，取得配合→协助老人取舒适卧位→洗手，温暖双手→取适量润肤乳→抚触头部（用双手拇指从老人前额中心处往外推压至下巴处→从前发际到后发际）→抚触胸部（将双手放在老人两侧肋缘，右手向上滑向老人右肩，复原，左手以同样方法进行）→抚触腹部（用双手依次从老人的右下腹经上腹到左下腹）→抚触上肢（交替从上臂向手腕轻轻挤捏）→抚触下肢（交替从腿根部往小腿处轻轻抚触）→抚触背部（将双手平放在老人背部，从颈间向下按摩，然后用指尖轻轻按摩脊柱两边的肌肉，从颈部向底部迂回运动）→整理床单元和物品→洗手。

（六）注意事项

（1）室温适宜，避免受凉。

（2）注意保护隐私，一边操作一边解释。

（3）注意抚触时间，不宜在饱腹或饥饿时进行。

（4）注意抚触力度，以老人自觉舒适为原则。

（5）一旦出现不适及肢体皮肤损伤，立即停止。

（6）对于神志不清的老人，抚触时注意观察其反应。

（7）指导照护者参与到对老人的抚触当中，以进一步缓解老人紧张情绪，减轻其痛苦。

五、音乐疗法

音乐疗法是以心理治疗的理论和方法为基础，综合了音乐、心理、生理、医学等学科知识。音乐声波的频率和声压会引起生理上的反应，音乐的频率、节奏和有规律的声波振动是一种物理能量，而适度的物理能量会引起人体组织细胞发生共振现象，能使颅腔、

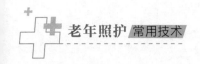

老年照护 常用技术

胸腔或某个组织产生共振，这种声波引起的共振现象会直接影响人的脑电波、心率、呼吸节奏等。

（一）照护目的

（1）减轻疼痛，缓解症状。

（2）缓解焦虑情绪，减轻心理负担。

（3）增加舒适度，改善睡眠。

（二）适用范围

安宁疗护照护对象、老年照护对象。

（三）照护评估

（1）评估老人病情、情绪状态及对音乐的喜好。

（2）评估环境是否安静、安全，是否为独立且不被打扰的空间。

（四）照护准备

（1）照护者准备：着装整洁，洗手，戴口罩。

（2）环境准备：单独的房间，光线柔和。

（3）用物准备：音乐播放器、耳机等。

（五）操作流程

携用物至床旁→向老人解释，取得配合→协助老人取舒适卧位

→音乐治疗（20-40 分钟）→与老人沟通交流，给予心理疏导→治疗结束→整理床单元和物品→洗手。

（六）注意事项

（1）治疗时间以 20-40 分钟为宜，每日 1-2 次。

（2）音乐疗法不能完全替代药物治疗。

（3）治疗过程中防止外界因素打扰。

（4）一旦出现不适，应立即停止。

（5）音乐易感性癫痫、声音高度敏感者禁用。

六、生死教育

生死教育在我国又称为生命教育，是向人们传递死亡相关知识，唤醒人们的死亡意识，培养与提升死亡事件应对和处置能力的特殊教育。

（一）照护目的

（1）帮助正确理解生命，促使把握生命的意义。

（2）促进对死亡的正确认知，缓解和消除对死亡的恐惧。

（3）减轻焦虑或抑郁等负面情绪，避免发生极端行为或情绪失控。

（4）协助履行"四道人生"（道谢、道歉、道爱、道别），减少生命遗憾。

（5）鼓励参与照护计划，提高生活质量。

（二）适用范围

安宁疗护老人及家属。

（三）照护评估

（1）评估对象：老人、家属及其照护者。

（2）评估工具：焦虑自评量表（SAS）、心理痛苦温度计（DT）、死亡态度描绘量表（DAP-R）。

（3）评估方式：一对一模式。

（四）照护准备

（1）照护者准备：着装整洁，洗手，戴口罩。

（2）环境准备：尽量选择一个独立、安静的舒适环境，避免受到外界干扰。

（3）用物准备：宣教资料、记录本、笔等。

（五）操作流程

携用物至床旁→向老人、家属及其照护者解释生死教育的目的，取得配合→评估老人生命体征→协助老人取舒适体位→鼓励老人、家属及其照护者积极表达情感→倾听→记录老人、家属及其照护者的需求→引导人生回顾→协助老人、家属及其照护者履行"四道人生"→完成其心愿→完善相关记录。

（六）注意事项

（1）尊重老人、家属及其照护者的信仰。

（2）对老人、家属及其照护者不同的死亡观及言行不妄加评判。

（3）耐心倾听，并鼓励老人、家属及其照护者表达对生命的认识。

（4）若患者出现不适，应立即停止。

（七）健康指导

（1）根据不同人群，采取不同方式开展生死教育。

（2）对于儿童及青少年，通过简单易懂的方式开展生死教育，如卡通图片、动画片等。

（3）对于成人患者及家属，可通过阅读浏览书籍、观看影片等方式开展生死教育。

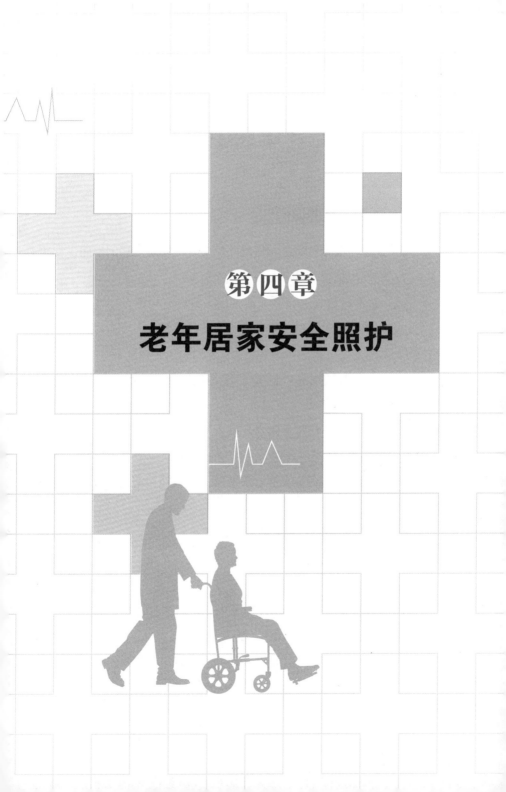

第四章

老年居家安全照护

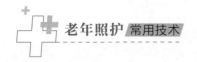

一、老年居家环境

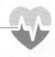

（一）居家环境优化

老人居家环境尽量满足无障碍环境要求，即有足够的空间，行动时不需要绕行，轮椅可以自由活动。

（1）老人居住首选一楼或低楼层（或配有电梯），楼梯尽量少且不陡峭，楼梯扶手要稳（如有损坏应及时更换），室内楼梯可增加颜色条标示。

（2）居室宽敞明亮，光线柔和，减少或避免容易造成视觉误导、眼花缭乱的装饰品、玻璃等；居室窗帘颜色可根据老人喜好配置，适当避光；居室应尽量隔音，减少噪声，保持安静。

（3）地面应平整，门槛、台阶要低，木地板尽量不打蜡，地砖应使用反光度低、颜色清爽的防滑地砖，推荐使用塑胶地板，避免使用小地毯。

（4）卫生间铺防滑地砖或使用防滑垫，墙面安装水平或竖直扶手，马桶处可安置马桶架以便老人起坐撑扶，洗浴不推荐盆浴，可采用坐式洗浴。

（5）床的高度以老人膝盖以下为宜，有条件者可更换自动升降床，配置床挡。

（6）室内家具方正有棱角处可用泡沫转角垫包裹，减少玻璃制品的使用。

（7）室内设置地灯或感应灯，保持夜灯开启，光线不好的室内应保持灯光常亮。

（8）床头附近设置插座，便于增强照明或满足急救医疗需要，有条件者可设置呼叫器。

（9）老人的卧室及卫生间采用外开式门或者无轨推拉门，采用拨杆式门把，禁用球形门锁。

（10）安装智能化报警装置。

（二）居家物品放置

（1）老人经常活动区域设置储物柜或台面，放置老人常用物品，如水杯、卷纸、水果、书报、眼镜、遥控器等。

（2）室内过道、楼梯处不应放置各种障碍物，如座椅、板凳、整理箱、人字梯等。

（3）根据老人的需要添置家具并合理摆放，家具尽量靠墙，样式宜低矮，便于老人取用物品；床头不宜摆放大型衣柜，以免给老人造成压迫感；室内家具位置相对固定，不轻易变动。

（4）独居老人衣物应分类放置，不常用衣物放置在顶层；常用换洗衣物放置在中间层，老人不弯腰即可取用；季节交换时添加备用衣物，放置在下层，必要时弯腰可取用。

（5）门厅换鞋凳牢固、稳妥、靠墙放置，换鞋凳旁宜设置扶手或台面，供老人起坐时撑扶。

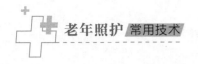

二、老年行为安全

（一）预防跌倒

（1）穿长度合适的衣裤，裤子长度不超过踝关节处，裤脚适中，不宜过于宽大。

（2）穿适宜的鞋，鞋子尺码合适，带鞋后帮，鞋垫平整无接缝，鞋底适当防滑（过度防滑可能导致鞋子移动不便、老人重心前扑而跌倒）。

（3）室内行走通道尽量光线明亮、地面平整、无障碍物。

（4）身体衰弱、下肢无力的老人应主动使用拐杖、助行器等移动辅助工具，减少跌倒的发生。

（5）条件许可时，老人睡眠时主动使用床挡，减少坠床的发生。

（6）需使用卫生间时应及时开灯，洗浴时使用防滑垫，坐起时使用扶手。

（7）起床时应遵循3个30秒。

（8）接电话、取东西、行走时动作应放慢，做到不急躁不逞强。保持地面干燥，地面湿滑时禁止走动。

（二）发生跌倒时的照护

老人发生跌倒时，最好不要立即将老人扶起，要先观察其表情、神态，如神志清醒，先询问摔倒的原因，然后进行救护。如是心绞痛老人，可先让其服下急救药，再视情况送往医院；遇老人昏迷或有语言障碍时，应立即拨打急救电话；遇老人呕吐时，应将其头部转向一侧，以防呕吐物反流入呼吸道引起窒息；搬动老人时，动作宜缓慢、平稳，最好让老人保持平卧。

（三）居家水、电、气的安全使用

（1）对于长期卧床、大小便失禁老人，不建议使用电热毯，取暖可采用加水热水袋，温度不宜超过 50℃，同时外面包裹毛巾，放置位置应距离双足 10cm 左右。

（2）夏季空调不能正对老人使用，应将扇叶向上，让冷空气自然沉降。

（3）冬季红外线取暖器和暖风机不推荐近距离使用，以免发生烫伤；不可在取暖器上烘烤衣物，取暖器不宜长时间直射布类物品，避免引发火灾；设置暖气片和地暖时温度不宜过高，避免温差过大导致受凉感冒。

（4）使用医疗类电器时，应严格按照说明书使用，如家用呼吸机、家用制氧机、家用雾化机等，使用结束后应及时关闭开关、拔出电源。

（5）使用日常电器时，有损坏要及时修理或更换，如电饭煲、电磁炉、微波炉、电水壶等，使用结束后应及时关闭开关、拔出电源。

（6）使用煤（燃）气灶时，厨房应保持开窗通风，使用后及时关闭开关，需长时间使用煤（燃）气灶烧水、炖煮食物时，应设置闹钟，避免遗忘。另外，燃气灶需安装熄火自动关闭天然气装置。

（7）使用暖水瓶时，注意外壳破损或老人臂力不足时暖水瓶易破裂而致烫伤，建议使用不锈钢金属外壳暖水瓶，容量以1.5-2.0L为宜。

（四）居家用药安全

1. 药物的选购

（1）选购药物要有目的性。

要选择非处方药，一般以治疗常见病、多发病、慢性疾病的药物为主，品种要少而精。抗生素等处方药最好不要自行购买。所有药物必须到正规药店购买，且不可贪图便宜购买一些质量不过关的药物。所有药物都要有标签和说明书，以便遵医嘱服用。

（2）不要偏信新药、迷信贵药。

要把安全、有效、经济实用作为选购的重要原则。

（3）选购药物时要注意识别伪劣药品。

检查药物有无批准文号、生产厂家、生产批号、效期、适应证、剂量和用法等，以防伪劣药品危害健康。

2. 药物的储存

（1）药物分类。

药物按口服药、外用药、特殊药分类放置，有条件的可以分层分柜放置，特殊药如镇痛药、安眠药、镇静药等要单独存放，做好特殊标记。

（2）药物存放。

家庭备用的药物应放在干燥通风阴暗处，需要低温保存的药物按说明书存放在冰箱冷藏柜。药物存放时应与外包装盒及说明书一起存放。

（3）药物定期检查。

定期检查药物是否在效期内，如有过期、发霉、变色、变质、变味等现象，要及时丢弃。

3. 药物的使用

（1）老人服用任何一种药物，都要严格遵循医嘱或药物使用说明书，切不可随意自行使用药物和增减药物剂量。

（2）对于非处方类药物，要注意掌握用药原则，一般从小剂量开始，如果无效再逐渐加大剂量，推荐及时就医，遵医嘱调整使用剂量或更换药物品种。

（3）不能有一点不舒服就用药。不要认为服药越多、服药时间越长对身体越好。

（4）混合用药：老人同时服用多种药物时，一定要注意遵从医嘱，明确哪些药物可以混服，哪些药物不能混服，同时服用 5 种以上药物的老人，发生药物不良反应的比例比一般人要高出很多。

（5）药物不是越贵越好：用药最重要的目的是治病，即使不贵的药物，只要对症，只要效果好，便可以适当使用。有些药物的价格很高，但治疗效果并不见得好。因此，不能一味追求高价药，甚至天价药。

（6）不能擅自停药：需要长期服用的药物要根据医嘱逐步减量，最后停药，切忌因为症状消失、数据正常就擅自停药，以致加

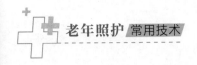

重病情而不自知。

（7）特殊人群的药物使用。

①有鼻饲管的老人：不可将药物溶解在鼻饲食物中一起注食，喂药前后均需要用温开水冲管。

②失智老人：服药时要全程有人陪伴，防止漏服、误服，直到老人吞服所有药物为止。

③失能老人：定时协助老人采取适宜体位按照要求服药。

④吞咽障碍老人：喝水或吃东西易发生呛咳的老人，应选用适宜的剂型，服药时，应将药物细小化。

⑤视力障碍老人：协助老人将需要服用的药物按照要求放置于固定的药杯内，定时协助老人服药。

（五）居家运动

1. 选择适宜的锻炼项目

老人根据身体情况、体检结果、锻炼条件、自身爱好等选择锻炼项目，一般来说，以各个关节、各部分肌肉都能得到较好锻炼的项目为宜，如慢跑、快步走、游泳、太极拳等。老人不宜选择运动强度过大、速度过快、竞争激烈的项目。

2. 选择适宜的锻炼时间

（1）老人在春季、秋季、冬季每日下午2点至4点进行锻炼比较合适。这个时间地表温度较高，空气中的污染物较为稀薄，外界阳光充足，且这个时间人精神也比较好，锻炼效果佳。夏季每日下午的4点至5点（或上午8点至9点）是最佳锻炼时间，其次为晚间

（饭后 2-3 小时）。

（2）晨练时间不能过早，且还需要根据季节来定。若在冬季和春季，最好在上午 10 点左右，在夏季和秋季，最好也要在日出之后，因为黎明前的空气质量比较差，过早晨练达不到理想的效果，反而对健康不利。同时，晨练的时候要注意不要空腹，否则易导致低血糖，特别是一些本身就患有糖尿病的老人，更会造成危险，在餐后 30-45 分钟再进行晨练比较合适。

（3）天气寒冷或高热时不推荐老人锻炼，此时锻炼易造成血管急剧收缩或扩张而引发脑血管疾病。

（4）老人锻炼前或锻炼过程中若感觉不适，应立即停止。

三、照护者安全保障

（一）照护者自身健康

（1）照护者从事居家照护工作时，应保证自身健康状况良好，无感冒、发热、咳嗽、咳痰等症状，无传染性皮肤疾病，无其他导致照护者自身身体不适的疾病表现。

（2）照护者如有疾病无法提供居家照护服务时，应提前告知居家照护派遣部门，以便另派其他照护者完成居家照护工作。

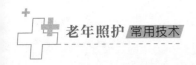

（二）照护者往返照护家庭的路途安全

（1）照护者采取安全的交通工具，如公交、地铁、网约车、出租车，应保留搭车票据，使用电动车、自行车应注意行驶安全，避免意外事故发生。

（2）因搭乘交通工具堵车而导致服务延误时，可提前电话告知照护对象及家属，避免赶时间而致意外事故。

（三）照护者与照护对象及家属的良好沟通

（1）照护者应妥善做好与照护对象及家属的沟通工作，取得配合以顺利完成居家照护计划。

（2）照护者与家属对照护工作意见不一致时，照护者应耐心解释，超出照护范畴的意见和建议，照护者可让家属与居家照护派遣部门进行沟通，避免与家属产生纠纷。

（3）对无法配合的照护对象及家属，照护者可暂缓提供照护服务，经居家照护派遣部门协调后再重新开展照护工作。

（4）因纠纷出现伤害甚至危及生命的情况时，照护者有权离开居家照护场所。

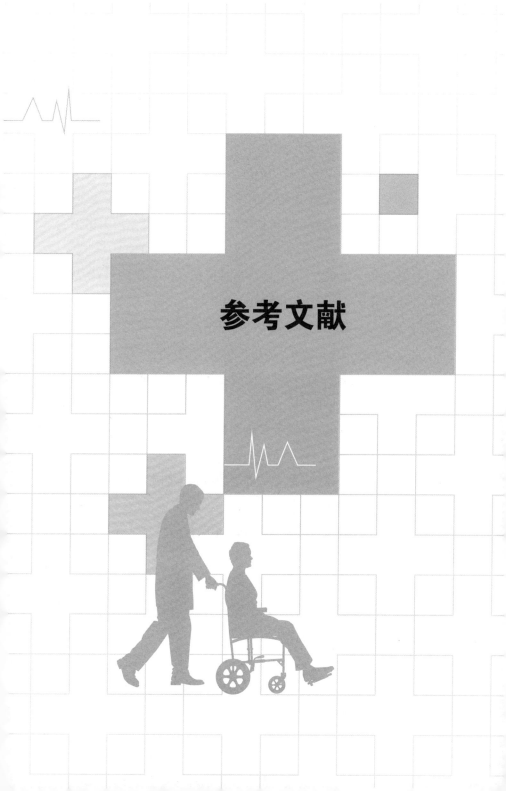

参考文献

[1] 尤黎明，吴瑛. 内科护理学 [M]. 6 版. 北京：人民卫生出版社, 2017.

[2] 李小寒，尚少梅. 基础护理学 [M]. 6 版. 北京：人民卫生出版社, 2017.

[3] 化前珍，胡秀英. 老年护理学 [M]. 4 版. 北京：人民卫生出版社, 2017.

[4] 皮红英，张立力. 中国老年医疗照护：技能篇（日常生活和活动）[M]. 北京：人民卫生出版社, 2017.

[5] 侯惠如，杨晶. 中国老年医疗照护（住院护理经典案例篇）[M]. 北京：人民卫生出版社, 2017.

[6] 侯惠如，皮红英，杨晶. 中国老年医疗照护教学与实践指导 [M]. 北京：人民卫生出版社, 2018.

[7] 余小平，林琳. 老年照护常用技术 [M]. 北京：人民卫生出版社, 2020.

[8] 于梅，秦柳花，张永杰. 养老照护技术与考评指导 [M]. 北京：科学出版社, 2019.

[9] 范利，王陇德，冷晓. 中国老年医疗照护（基础篇）[M]. 北京：人民卫生出版社, 2017.

[10] 胡亦新，余小平. 中国老年医疗照护：技能篇（常见疾病和老年综合征）[M]. 北京：人民卫生出版社, 2017.

[11] 杨青敏. 老年慢性病居家护理指南 [M]. 上海：上海交通大学出版社, 2017.

[12] 董碧蓉，莫莉. 老年缓和医学与安宁疗护临床技术精要 [M]. 成都：四川大学出版社, 2021.

[13]谌永毅，刘翔宇．安宁疗护专科护理［M］．北京：人民卫生出版社，2020.

[14]魏建梅，曹英，王志剑，等．疼痛科护理手册［M］．北京：清华大学出版社，2019.

[15]刘艳．安宁缓和护理实践手册［M］．成都：四川大学出版社，2019.

[16]金肖青，许瑛．失智症长期照护［M］．北京：人民卫生出版社，2019.

[17]田金洲，解恒革，王鲁宁，等．中国阿尔茨海默病痴呆诊疗指南（2020年版）[J]．中华老年医学杂志，2021,40（3）:269-283.

[18]甘秋萍，卢柳霞，吴春林，等．抚触护理结合自然照护技术预防老年患者皮肤撕裂伤的效果研究［J］．护理管理杂志，2022,22（1）:63-66.

[19]陈丹丹，杨杨，杨青，等．手部抚触结合激励理论对甲状腺癌手术患者的影响［J］．齐鲁护理杂志，2021,27（22）:37-39.

[20]李蕾蕾，李曲，杨长永，等．癌症疼痛病人主要照护者真实体验质性研究的Meta整合［J］．循证护理，2022,8（9）:1160-1165.

[21]宋大迁，安娜，熊盈，等．基于中医"五态人格"学说应用五行音乐疗法对安宁疗护对象抑郁状态影响的研究［J］．中医临床研究，2021,13（14）:75-77.

[22]张华建，肖红，吁佳，等．五行音乐宫调配合穴位按摩在胃癌晚期病人安宁疗护中的应用［J］．护理研究，2020,34（24）:4379-4383.

[23]郭曼．痴呆老年人激越行为研究进展［J］．实用老年医

学, 2022, 36(12): 1288-1291.

[24] 徐勇, 林璐, 谭琪, 等. 阿尔茨海默病的预防理论与干预策略 (NEWSTART) [J]. 阿尔茨海默病及相关病, 2021, 4(3): 242-244, 252.

[25] 徐俊. 阿尔茨海默病要早发现早干预 [J]. 江苏卫生保健, 2022(1): 8-9.

[26] 于晓雯, 拓西平, 张文俊, 等. 阿尔茨海默病患者预防跌倒措施 [J]. 中华老年多器官疾病杂志, 2021, 20(3): 220-223.